Das Spirulina-Buch: Steigern Sie Ihre Gesundheit und Energie mit Spirulina

100 köstliche und nahrhafte Rezepte mit dem Superfood der Natur

Olga Schuster

© **Alle Rechte vorbehalten.**

Haftungsausschluss

in diesem E-Book enthaltenen Informationen sollen als umfassende Sammlung von Strategien dienen, über die der Autor dieses E-Books recherchiert hat. Zusammenfassungen, Strategien, Tipps und Tricks sind lediglich Empfehlungen des Autors und das Lesen dieses E-Books garantiert nicht, dass die eigenen Ergebnisse genau den Ergebnissen des Autors entsprechen. Der Autor des E-Books hat alle angemessenen Anstrengungen unternommen, um den Lesern des E-Books aktuelle und genaue Informationen bereitzustellen. Der Autor und seine Mitarbeiter haften nicht für etwaige unbeabsichtigte Fehler oder Auslassungen. Das Material im E-Book kann Informationen von Dritten enthalten. Materialien Dritter enthalten Meinungen ihrer Eigentümer. Daher übernimmt der Autor des E-Books keine Verantwortung oder Haftung für Materialien oder Meinungen Dritter. Ob aufgrund der Weiterentwicklung des Internets oder aufgrund unvorhergesehener Änderungen der Unternehmensrichtlinien und der redaktionellen Einreichungsrichtlinien: Was zum Zeitpunkt der Erstellung dieses Artikels als Tatsache angegeben wurde, kann später veraltet oder nicht mehr anwendbar sein.

Das E-Book unterliegt dem Urheberrecht © 2023, alle Rechte vorbehalten . Es ist illegal, dieses E-Book ganz oder teilweise weiterzuverbreiten, zu kopieren oder davon abgeleitete Werke zu erstellen. Kein Teil dieses Berichts darf ohne die ausdrückliche schriftliche und unterzeichnete Genehmigung des Autors in irgendeiner Form reproduziert oder weitergegeben werden.

INHALTSVERZEICHNIS

INHALTSVERZEICHNIS..3
EINFÜHRUNG...8
FRÜHSTÜCK..9
1. Blauer Spirulina-Latte..10
2. Ozeanblaue Spirulina-Schale...12
3. Blaue Spirulina-Pfannkuchen..14
4. Blaubeer-Spirulina-Overnight-Oats.....................................16
5. Grüne Monsterpfannkuchen...18
6. Rohparfait mit Spirulinamilch...21
7. Grüne Teufelseier..23
8. Spirulina-Pulver gesunder Brei..25
9. Spirulina-Frühstückstoast..27
10. Spirulina- Pfannkuchen...29
11. Spirulina- Dalgona-Kaffee...32
12. Spiralbrötchen...34
13. Spirulina- Chia-Samen-Pudding..36
14. Spirulina- und Safran- Tortillas...38
15. Spirulina- Milch...41
SNACKS..43
16. Aquablaue Spirulina-Kokos-Glückskugeln.......................44
17. Blaue Spirulina-Bounty-Riegel..46
18. Spirulina - Haselnussbällchen..48
19. Spirulina -Popcorn...50
20. Spirulina-Riegel aus Mandelmark.....................................52

21. Spirulina- Protein-Häppchen 54
22. Spirulina- Sommerrollen 57
23. Spirulina- Cupcakes 60
24. Spirulina Glasierte Donuts _ _ 63
25. Spirulina- Erdnuss-Mochi 66
26. Blaubeer- Spirulina- Muffins 69
27. Spirulina- Müsliriegel 72
28. Spirulina- Limetten-Popcorn 74
29. Spirulina- Mandel-Halbmond s 76
HAUPTKURS 79
30. Meerjungfrauen-Pasta 80
31. Maisfisch-Tacos mit Spirulina-Blaureis und Crema 82
32. Blaues Risotto mit weißem Fisch 85
33. Meereskrempe mit Reis und Spirulina 88
34. Gebratener Reis mit Spirulina -Gemüse 90
35. Spirulina- Knödel 92
SALAT 95
36. Spirulina-Meeressalat 96
37. Spirulina-Zucchini-Nudelsalat 99
38. Grünkohl-, Apfel- und Pekannusssalat mit Spirulina-Dressing 101
39. Spirulina-Spinat-Salat 103
40. Spirulina-Tofu-Salat 105
SUPPEN UND EINTÖPFE 107
41. Erbsensuppe mit Spirulina 108
42. Super-Kokosnuss-Suppe und Spirulina-Suppe 110
43. Spirulina-Blumenkohlcremesuppe 113

44. Romanesco-Cremesuppe mit Grünkohl und Spirulina 115

45. Kürbis-Ingwer-Cremesuppe mit Spirulina-Topping. .117

NACHTISCH..119

46. Blauer Chia-Pudding..120

47. Spirulina-Eis am Stiel..122

48. Kokosnussblauer Spirulina-Himbeer-Käsekuchen.....124

49. Spirulina-Eis...127

50. Gesunde Spirulina-Kekse..129

51. Spirulina-Käsekuchen ohne Backen..........................131

52. Spirulina- Baiser-Körbe...134

53. Spirulina-Eis...137

54. Spirulina- Crêpe-Kuchen...139

55. Spirulina Kokosnuss -Eis am Stiel.............................142

56. Blaubeer- Spirulina- Parfait.......................................144

57. Spirulina- Pandan-Kuchen..146

58. Spirulina- Marmor-Bundt...149

59. Bananen-Spirulina- Nice-Creme................................152

60. Spirulina- und Himbeerfreunde.................................154

61. Spirulina -Trüffel..157

62. Spirulina- Teefondant..159

63. Spirulina- Kürbiscreme..161

64. Avocado-Spirulina- Nice-Creme.................................163

65. Spirulina Beerenbecher...165

66. Spirulina Kokos-Kugeln...167

AUCES..169

67. Spirulina-Hummus...170

68. Spirulina-Guacamole-Dip..172
69. Spirulina-Pesto...174
70. Spirulina-Pastete..176
71. Frische Salsa und Spirulina..178
72. Spirulina-Salatdressing..180
SMOOTHIES UND COCKTAILS...182
73. Meerjungfrau-Limonade...183
74. Blaue Smoothie-Schüssel...185
75. Ingwerlimonade mit blauer Spirulina.................................187
76. Kokos-Tequila-Kefir-Cocktail..189
77. Acai-Beere Spirulina Kombucha..191
78. Spirulina- Joghurt- Smoothie...193
79. Protein-Spirulina-Limette...195
80. Frucht- und Koriandersaft..197
81. Kohl und Orangensaft...199
82. Papaya-Spirulina-Smoothie..201
83. Brombeer - Virgin -Paloma..203
84. Spirulina-Kamille-Kefir...205
85. Spirulina- Tee-Latte..207
86. Grüner Kokosnuss-Beeren-Smoothie.................................209
87. Papaya-Spirulina-Smoothie..211
88. Spirulina- Avocado-Smoothie..213
89. Lauch Spirulina S Moothie...215
90. Kakao -Spirulina- Smoothie...217
91. Spirulina- Shake..219
92. Spirulina und Ingwer Smoothies..221
93. Spirulina- Limette...223

94. Minz-Schokoladensplitter- Shake...................225
95. Vanille -Spirulina- Avocado- Shake...................227
96. Spirulina -Kokos-Frappé...................229
97. Spirulina -Erdbeer-Frappé...................231
98. Spirulina- Joghurt-Smoothie...................233
99. Spirulina- Frucht-Smoothie...................235
100. Blaugrüne Spirulinamilch...................237
ABSCHLUSS...................239

EINFÜHRUNG

Dieses Kochbuch ist Ihr ultimativer Leitfaden, um Spirulina ganz einfach in Ihre Ernährung zu integrieren. Spirulina ist eine Blaualge, die voller Nährstoffe ist und zahlreiche gesundheitliche Vorteile hat, darunter die Steigerung der Energie, die Verbesserung der Verdauung und die Verringerung von Entzündungen. In diesem Kochbuch finden Sie eine große Auswahl an Rezepten, die Spirulina als Hauptzutat verwenden, von Smoothies und Salaten bis hin zu Hauptgerichten und Desserts. Egal, ob Sie ein erfahrener Spirulina-Benutzer sind oder gerade erst damit anfangen, dieses Kochbuch hat für jeden etwas zu bieten.

Mit über 50 Rezepten lernen Sie, wie Sie köstliche und nahrhafte Mahlzeiten zubereiten, die Ihnen ein gutes Gefühl geben. Jedes Rezept enthält detaillierte Anweisungen und Nährwertangaben, sodass Sie Ihre Aufnahme dieses Superfoods leicht verfolgen können. Darüber hinaus enthält das Buch Informationen zu den Vorteilen von Spirulina, zur Auswahl und Aufbewahrung sowie Tipps zur Integration in den Alltag.

Gesundheitliche Vorteile von Spirulina:
- Senkt Cholesterin/Blutfette
- Reich an B-Vitaminen, Beta-Carotin und Eisen
- Kann die Produktion von Antikörpern stimulieren
- Antiphlogistikum
- Antioxidans
- Hilft beim Abnehmen

FRÜHSTÜCK

1. Blauer Spirulina-Latte

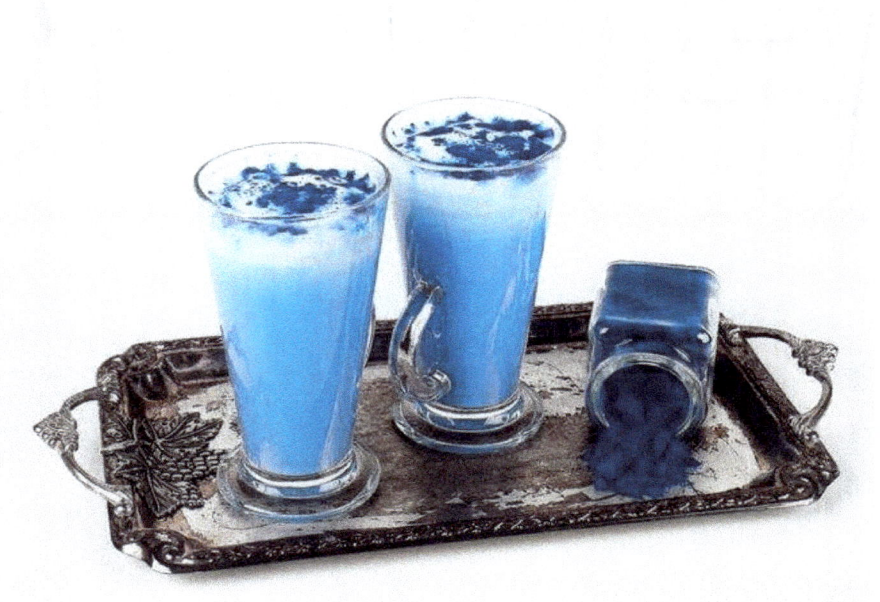

Macht: 1

ZUTATEN:
- ½ Teelöffel blaue Spirulina
- Eine Prise gemahlener Kardamom
- Eine Prise Ceylon-Zimt
- Prise gemahlener Ingwer
- Bourbon-Vanille
- Agavensirup nach Geschmack
- Warme Mandelmilch
- Vegane Schlagsahne zum Servieren

ANWEISUNGEN:

a) Geben Sie das blaue Spirulina-Pulver und die Gewürze in einen großen Becher

b) Eine kleine Menge der warmen Mandelmilch über das blaue Spirulina-Pulver gießen und verrühren

c) Agavensirup und den Rest der warmen, aufgeschäumten Mandelmilch dazugeben und verrühren, bis sich das Pulver vollständig aufgelöst hat

d) Mit veganer Schlagsahne servieren!

2. Ozeanblaue Spirulina-Schale

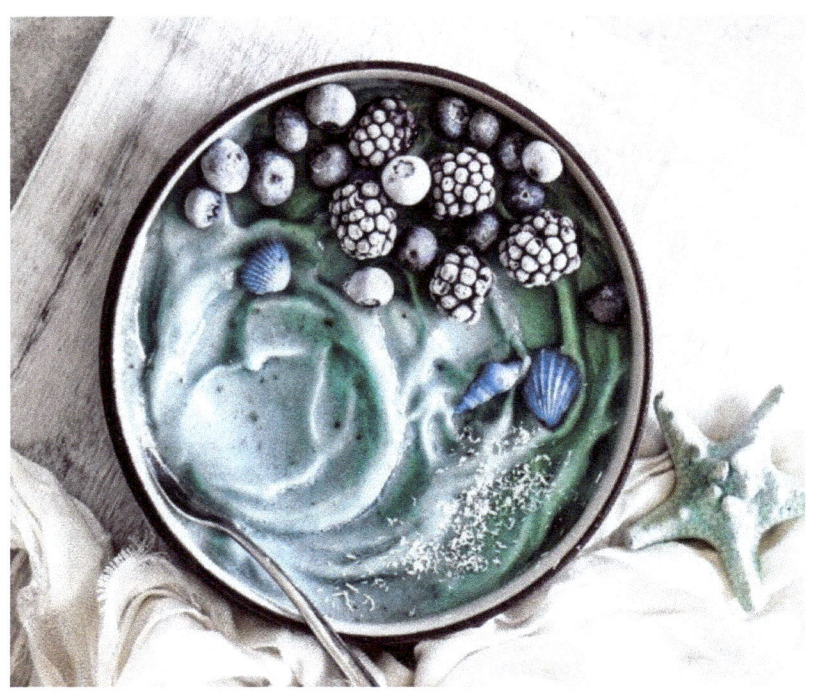

Macht: 1

ZUTATEN:
- 2 gefrorene Bananen
- eine sehr kleine Menge The Organic LAB Blue Spirulina Pulver
- ein Schuss Pflanzenmilch
- Beeren zum Garnieren

ANWEISUNGEN:

a) Alle Zutaten in einem Hochleistungsmixer mixen, bis eine vollkommen glatte Masse entsteht.

b) Die Oberseite mit frischen Früchten garnieren und mit Schokoladenformen Meeresmuscheln aus geschmolzener weißer Schokolade formen.

3. Blaue Spirulina-Pfannkuchen

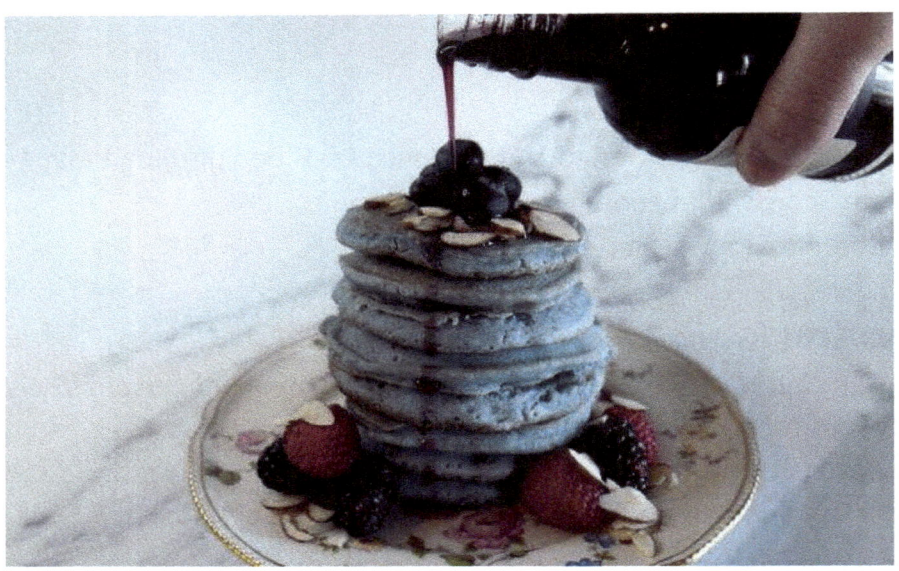

Macht: 1

ZUTATEN:
- 100g Mehl
- 150 ml Wasser oder Mandelmilch
- 2 Teelöffel blaue Spirulina
- ½ Teelöffel Bio-Zimt
- 1 Teelöffel Backpulver
- Stevia mit Vanille
- Etwas Bio-Kokosöl für die Pfanne

ANWEISUNGEN:

a) Beginnen Sie mit dem Mischen der trockenen Zutaten und fügen Sie dann Wasser/Mandelmilch und Süßstoff hinzu. Drehen Sie das Ganze um, sobald sich kleine Blasen bilden.

b) Stapeln Sie Ihre Pfannkuchen mit Scheiben reifer Bio-Bananen dazwischen.

c) Mit Toppings belegen und genießen!

4. Blaubeer-Spirulina-Overnight-Oats

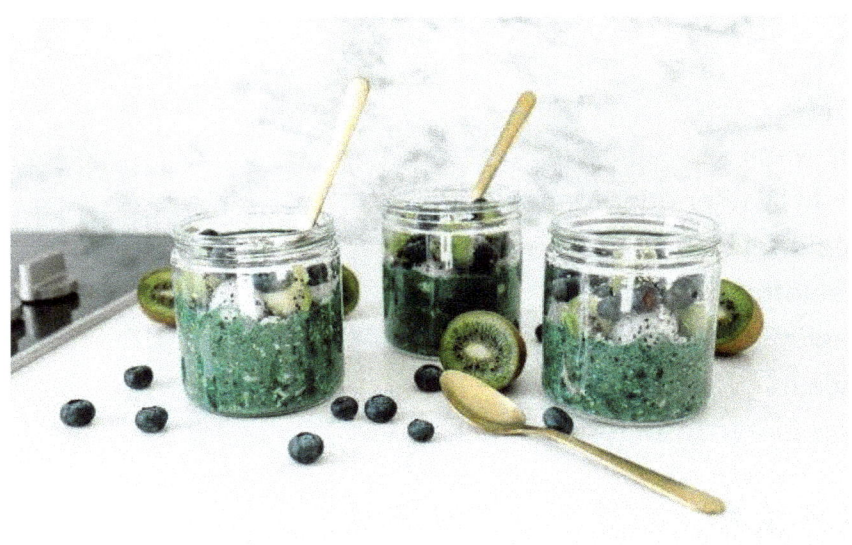

Macht: 1

ZUTATEN:
- ½ Tasse Hafer
- 1 Esslöffel Kokosraspeln
- ⅛ Teelöffel Zimt
- ½ Teelöffel Spirulina
- ½ Tasse Pflanzenmilch
- 1 ½ Esslöffel pflanzlicher Joghurt
- ¼ Tasse gefrorene Blaubeeren
- 1 Teelöffel Hanfsamen optional
- 1 Kiwi, in Scheiben geschnitten

ANWEISUNGEN:
a) In ein Glas oder eine Schüssel Haferflocken, Kokosraspeln, Zimt und Spirulina geben.
b) Fügen Sie die Pflanzenmilch und Kokosnuss oder Naturjoghurt hinzu.
c) Die gefrorenen Blaubeeren und die Kiwi darüber geben. Über Nacht oder mindestens eine Stunde oder länger im Kühlschrank lagern.

5. Grüne Monsterpfannkuchen

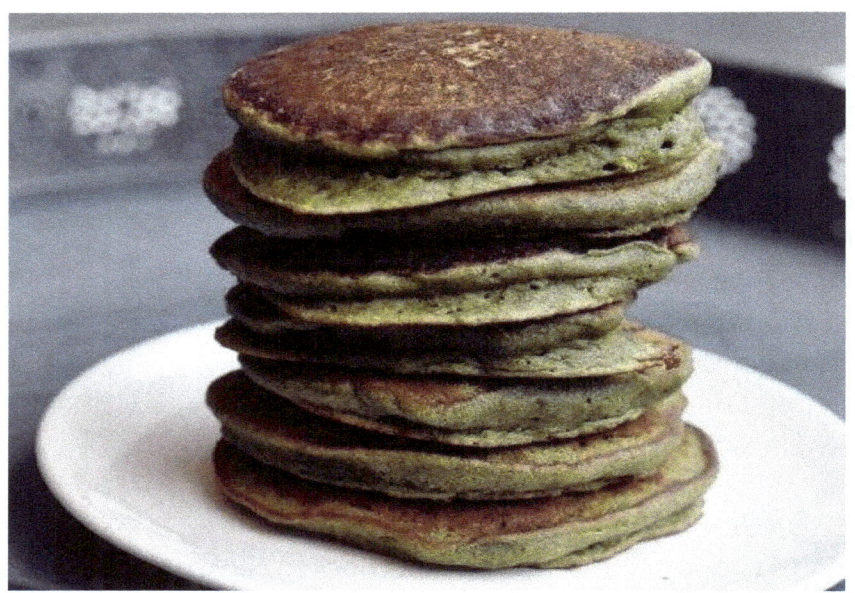

Ergibt: 4 Portionen

ZUTATEN:
- 1½ Tassen Dinkelmehl
- 2 Esslöffel Hanfpulver
- 1 Esslöffel Spirulina-Pulver
- 1½ Teelöffel Backpulver
- 1 Teelöffel Backpulver
- ½ Teelöffel Salz
- 2 Esslöffel Kokosöl, geschmolzen
- 1½ Esslöffel Honig
- 1 Esslöffel Vanilleextrakt
- 2 große Eier, geschlagen
- ¼ Tasse vollfette Kokosmilch aus der Dose
- 1¼ Tassen Naturkefir

ANWEISUNGEN:

a) Dinkelmehl, Hanfpulver, Spirulinapulver, Backpulver, Natron und Salz in eine Schüssel geben und verrühren.

b) In einer anderen Schüssel Kokosöl, Honig, Vanille, Eier, Kokosmilch und Kefir verrühren, bis alles gut vermischt ist. Das geschmolzene Kokosnussöl kann in Kombination mit kälteren Zutaten hart werden. Wenn Sie möchten, können Sie den Kefir daher leicht erwärmen, um dies zu verhindern.

c) Die feuchten Zutaten zu den trockenen Zutaten geben und verrühren, bis alles gut vermischt ist.

d) Lassen Sie den Teig 2 bis 3 Minuten ruhen. Dadurch kommen alle Zutaten zusammen und der Teig erhält eine bessere Konsistenz.

e) Eine beschichtete Pfanne oder Grillplatte großzügig mit Pflanzenöl einsprühen und bei mittlerer Hitze erhitzen.

f) Sobald die Pfanne heiß ist, geben Sie den Teig mit einem ¼-Tassen-Messbecher hinzu und gießen Sie den Teig in die Pfanne, um den Pfannkuchen zuzubereiten. Verwenden Sie den Messbecher, um den Pfannkuchen zu formen.

g) Backen, bis die Seiten fest sind und sich in der Mitte Blasen bilden, dann den Pfannkuchen umdrehen.

h) Sobald der Pfannkuchen auf dieser Seite gar ist, nehmen Sie ihn vom Herd und legen Sie ihn auf einen Teller.

i) Führen Sie diese Schritte mit dem restlichen Teig fort.

6. Rohparfait mit Spirulinamilch

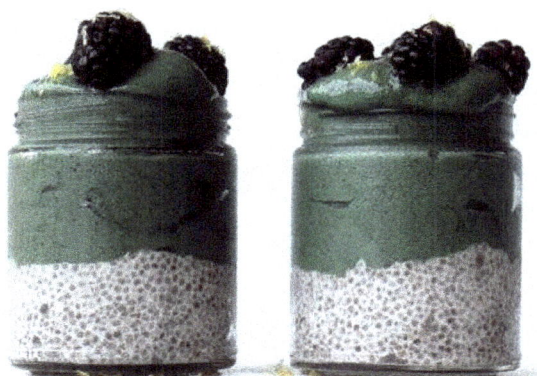

Macht: 1

ZUTATEN:
TROCKEN
- ½ Tasse Hafer
- 1 Esslöffel Apfel, getrocknet
- 1 Esslöffel Mandeln, aktiviert
- 1 Esslöffel süße Kakaonibs
- 1 Esslöffel Aprikosen, getrocknet, fein gehackt
- ½ Teelöffel Vanillepulver
- 1 Esslöffel Maca-Pulver

FLÜSSIG
- 1 Tasse Cashewmilch
- 1 Esslöffel Spirulina-Pulver
- 2 Esslöffel Kürbiskerne, gemahlen

ANWEISUNGEN:
a) Haferflocken, Äpfel, Mandeln und Aprikosen in ein Einmachglas geben, schichten und mit Kakaonibs belegen.
b) Anschließend Cashewmilch, Spirulina und Kürbiskerne in einen Mixer geben und eine Minute lang auf höchster Stufe mixen.
c) Die fertige Milch über die trockenen Zutaten gießen und genießen.

7. Grüne Teufelseier

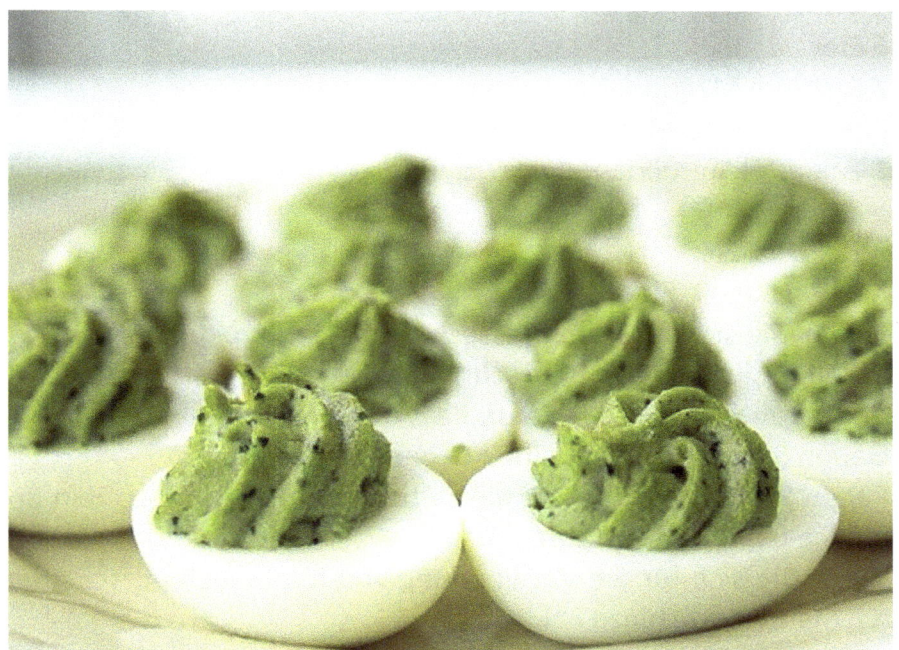

Macht: 3

ZUTATEN:
- 6 Eier
- 2 Esslöffel Mayonnaise
- Eine Prise Salz, Pfeffer und Paprika
- 1 Teelöffel Spirulina-Pulver

ANWEISUNGEN:
a) Kochen Sie die Eier.
b) Spülen Sie sie in kaltem Wasser ab, um sie abzukühlen
c) Schälen Sie die Eier und schneiden Sie sie der Länge nach in zwei Hälften. Achten Sie darauf, dass das Eiweiß intakt bleibt
d) Geben Sie das Eigelb in eine Küchenmaschine.
e) Fügen Sie die Mayonnaise hinzu, beginnen Sie mit 2 Löffeln und fügen Sie bei Bedarf weitere hinzu.
f) Wenn Sie sich für die Verwendung von Knoblauch entscheiden, fügen Sie ihn jetzt hinzu.
g) Mit Salz, Pfeffer und Spirulina-Pulver vermischen, bis eine gleichmäßige Paste entsteht.
h) Das Eigelb wieder in die Mitte des Eiweißes schöpfen.
i) Für zusätzliche Farbe leicht mit Paprika bestreuen.

8. Spirulina-Pulver gesunder Brei

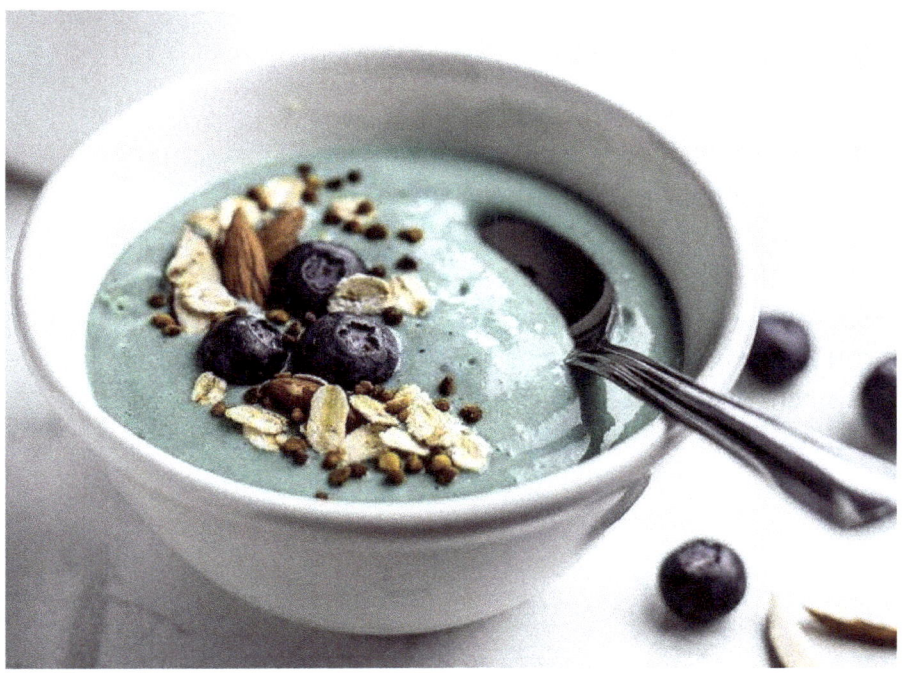

Ergibt: 1 Portion

ZUTATEN:
- ½ Teelöffel Spirulina-Pulver
- 1 Esslöffel Milch
- Zum Abschluss noch ein paar Samen

ANWEISUNGEN:
a) Machen Sie den Brei mit Wasser, geben Sie die Milch hinzu und rühren Sie um.
b) Als nächstes fügen Sie die Spirulina hinzu,
c) In eine Servierschüssel geben und einige Samen darüber geben.

9. Spirulina-Frühstückstoast

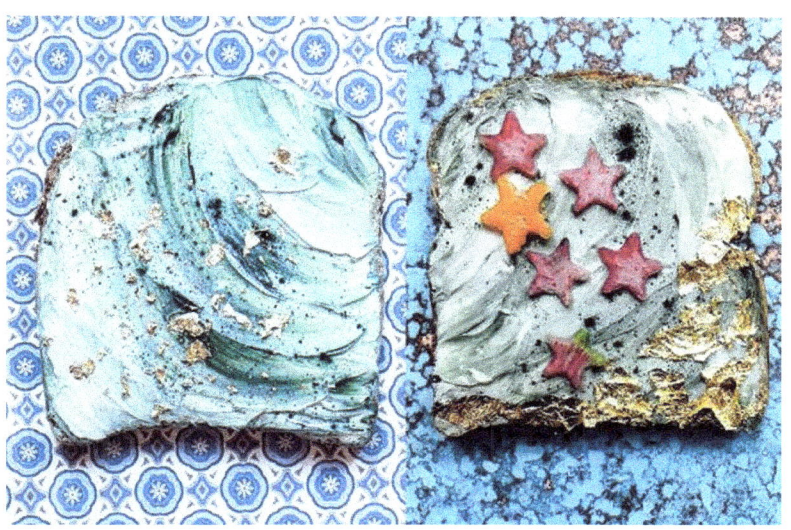

Ergibt: 1 Portion

ZUTATEN:
- 2 Esslöffel griechischer Joghurt
- Zitronensaft nach Geschmack
- 1 Teelöffel Spirulina-Pulver
- Zwei Stücke Vollkornbrot

ANWEISUNGEN:
a) Mischen Sie griechischen Joghurt, Zitronensaft und Spirulina-Pulver.
b) Auf zwei Toastscheiben verteilen
c) Fügen Sie Toppings Ihrer Wahl hinzu. Für eine besonders sättigende Mahlzeit empfehlen wir hartgekochte Eier, Thunfisch und Avocado.

10. Spirulina- Pfannkuchen

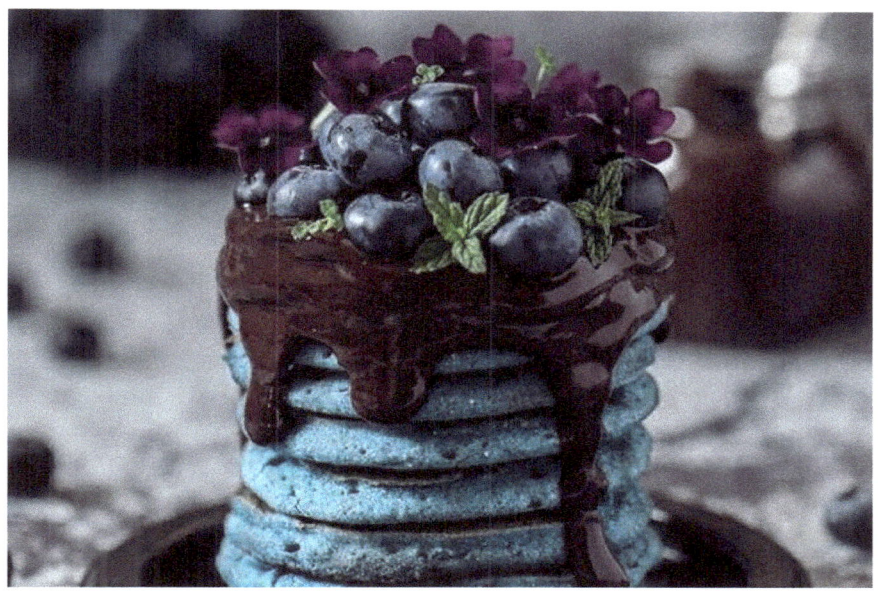

Ergibt: 15 Pfannkuchen

ZUTATEN:
PFANNKUCHEN
- 80 g feines Buchweizenmehl
- 80 g weißes Reismehl
- 2 Teelöffel Backpulver
- 2 Teelöffel Spirulina-Pulver
- 7 Esslöffel Agave
- 160 ml Mandelmilch

SCHOKOLADENSOSSE
- 60 g Kokoscreme
- 50 g dunkle Schokolade
- 1 Esslöffel Kokosöl
- 1-2 Esslöffel Agave

BELAG
- Minze
- Blaubeeren

ANWEISUNGEN:
PFANNKUCHEN
a) Buchweizenmehl, weißes Reismehl, Spirulina-Pulver und Backpulver in eine mittelgroße Schüssel geben.
b) 160 ml Reismilch und Agavensirup hinzufügen und kurz mit einem Handmixer verrühren, bis alles gut vermischt ist. Süße anpassen.
c) Wenn der Teig zu dick ist, fügen Sie einen zusätzlichen Esslöffel Reismilch hinzu.
d) Die Pfanne mit Kokosöl bestreichen und bei mittlerer Hitze vorheizen.
e) Den Teig in einen kleinen Kreis gießen. Wenn die Pfannkuchen anfangen zu sprudeln und die Unterseite leicht gebräunt ist, wenden Sie sie um und backen Sie sie kurz auf der anderen Seite.
SCHOKOLADENSOSSE

f) Schokolade mit 1 Esslöffel Kokosöl bei schwacher Hitze in einem mittelgroßen Topf schmelzen. Rühren, bis alles glatt ist. Etwas abkühlen lassen.

g) Kokoscreme, geschmolzene Schokolade und Agave in den Mixer geben und kurz mixen, bis eine glatte Masse entsteht.

h) Pfannkuchen mit Schokoladensauce servieren und mit Blaubeeren und Minzblättern belegen.

11. Spirulina- Dalgona-Kaffee

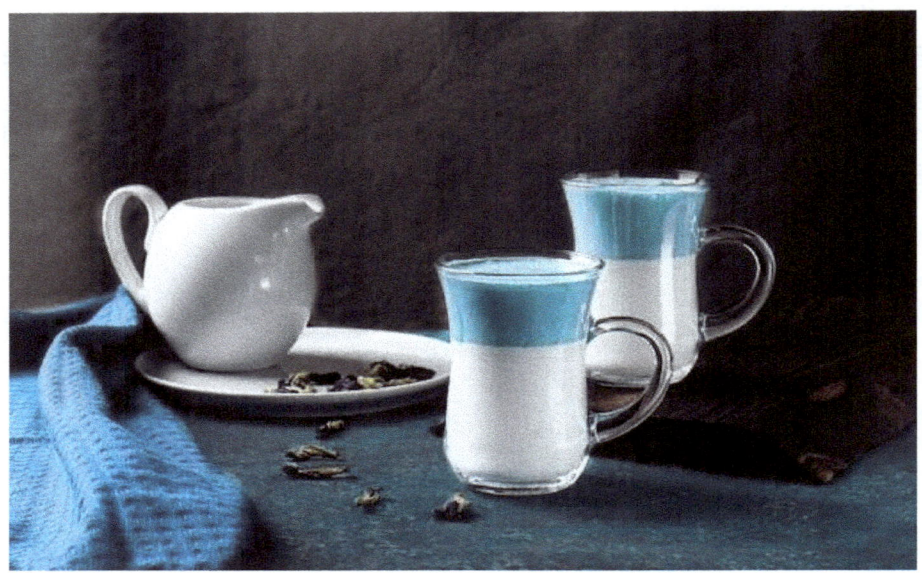

Macht: 2

ZUTATEN:
- 2 Esslöffel Zucker
- 2 Esslöffel kochendes Wasser
- Flüssigkeit aus einer Dose Kichererbsen/Aquafaba
- 1 Teelöffel Spirulina-Pulver
- 2 Tassen Hafermilch

ANWEISUNGEN:
a) Die Dose Kichererbsen in eine Schüssel abseihen, um die Flüssigkeit aus der Dose zu verwenden.
b) Schlagen Sie sie mit einem Handmixer schaumig auf.
c) In der Zwischenzeit Wasser aufkochen und zwei Esslöffel mit Zucker und Spirulina-Pulver in eine Schüssel geben, um es aufzulösen. Sobald das Aquafaba schaumig ist, geben Sie es in die blaue Schüssel mit den zuckerhaltigen Köstlichkeiten.
d) Schaumig aufschlagen! Sei geduldig.
e) Füllen Sie zwei Mini-Gläser mit Hafermilch und Eis und geben Sie den schaumigen Blaubrei darüber.

12. Spiralbrötchen

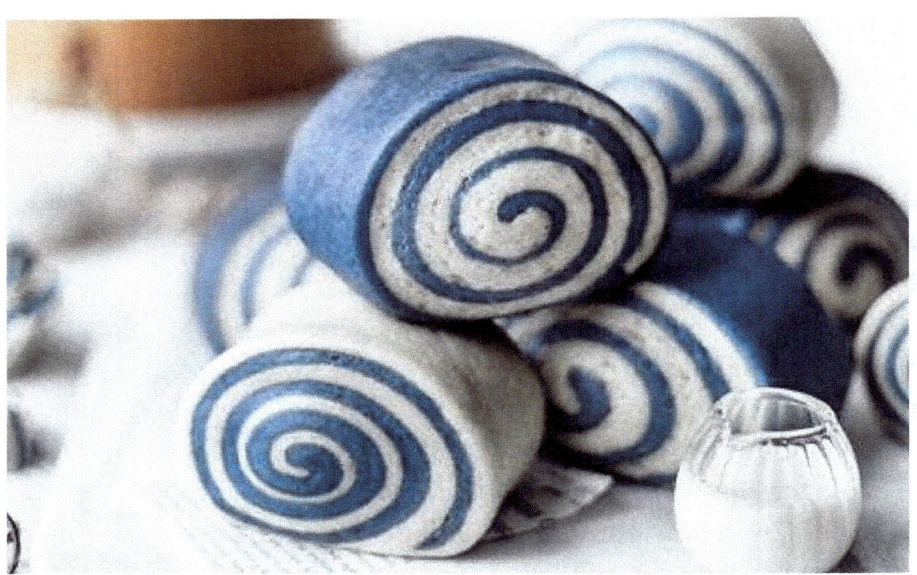

ZUTATEN:
- 1 ½ Tassen Allzweckmehl
- ½ Teelöffel Instanthefe
- 1 Esslöffel Zucker
- ½ Tasse Pflanzenmilch
- ½ Esslöffel Pflanzenöl

GESCHMACK & FARBE:
- 1 Teelöffel Spirulina-Pulver, gelöst in 1 Teelöffel Pflanzenmilch

ANWEISUNGEN:
a) In einer großen Rührschüssel alle trockenen Zutaten vermischen, nach und nach Öl und Milch dazugeben und zu einem Teig verrühren. Decken Sie die Schüssel ab und lassen Sie den Teig 15 Minuten ruhen.
b) Teilen Sie den Teig in zwei Teile. Kneten Sie den einfachen Teig, bis er glatt, elastisch und glänzend ist. Mit einem Küchentuch abdecken, damit es nicht austrocknet.
c) Geben Sie die aufgelöste Spirulina-Pulvermischung zur zweiten Teigportion hinzu und kneten Sie, bis sie gut eingearbeitet ist und der Teig glatt, elastisch und glänzend wird.
d) Den glatten Teig auf Backpapier ausrollen und zu einem dünnen, flachen Rechteck ausrollen. Beiseite legen.
e) Den Spirulina-Teig auf Backpapier ausrollen und zu einem dünnen, flachen Rechteck ausrollen.
f) Stapeln Sie den blauen Teig vorsichtig auf der Ebene. Versiegeln Sie die beiden Schichten mit einem Nudelholz. Rollen Sie den Teig vorsichtig zu einer Rolle. Schneiden Sie das Holzstück in etwa 6 gleich große Stücke und legen Sie diese auf Quadrate aus Backpapier. Abdecken und an einem warmen Ort 20 Minuten gehen lassen.
g) Brötchen 15 Minuten bei schwacher Hitze dämpfen. Warm servieren. Genießen!

13. Spirulina- Chia-Samen-Pudding

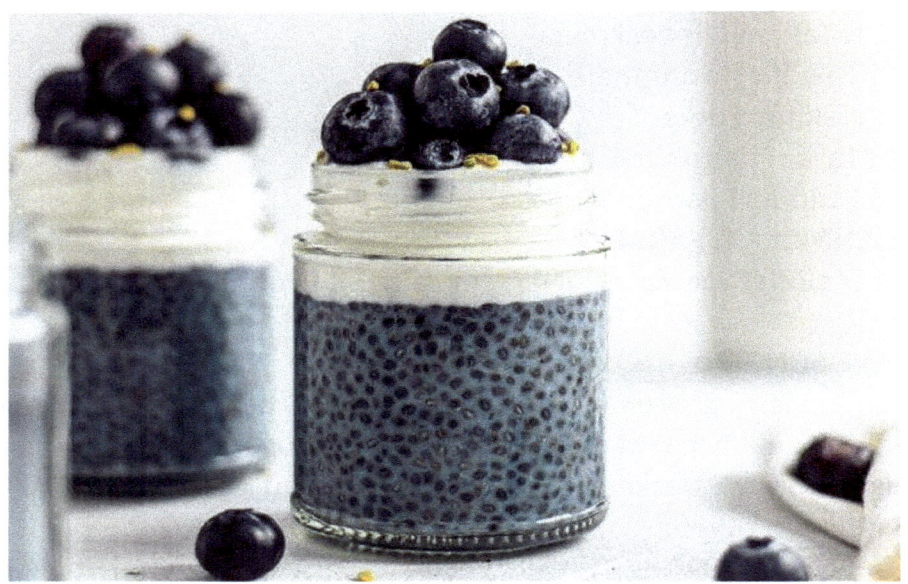

ZUTATEN
- 2 Esslöffel Spirulina-Pulver
- 1 ½ Tassen Mandelmilch, 200 °F
- 1 Esslöffel Honig oder Agave
- 4 Esslöffel Chiasamen

DIENEN:
- 1 Tasse griechischer Joghurt
- Eine Handvoll Beeren

ANWEISUNGEN:
a) Die heiße Mandelmilch zur Spirulina geben und 3-5 Minuten ziehen lassen.
b) In einen Behälter mit Deckel das Süßungsmittel und die Chiasamen geben.
c) Umrühren und über Nacht in den Kühlschrank stellen.

DIENEN:
d) In einer Tasse oder einer kleinen Schüssel griechischen Joghurt und die beiden verschiedenen Chia-Puddings darauf verteilen, sodass Parfait-Schichten entstehen.
e) Nach Belieben mit Beeren und mehr Honig garnieren. Kalt servieren.

14. Spirulina- und Safran- Tortillas

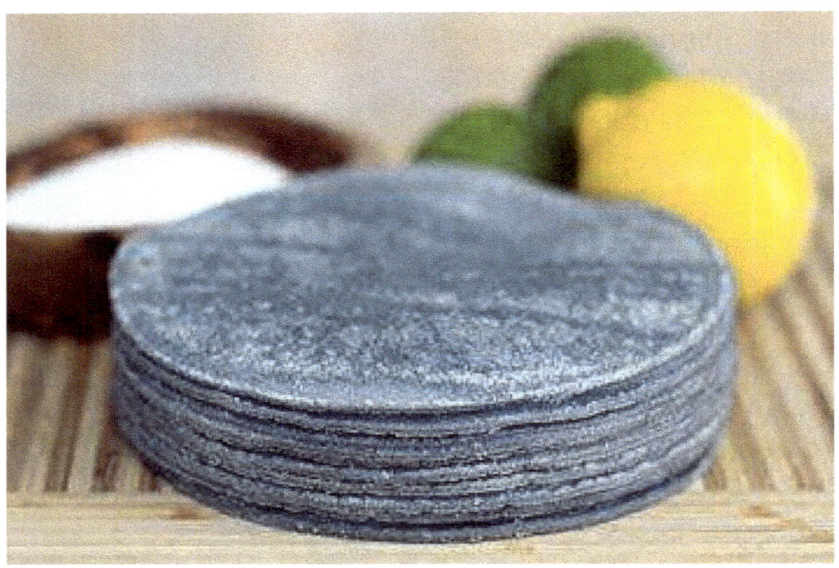

ZUTATEN
- 2 Tassen ungebleichtes Allzweckmehl
- ½ Teelöffel Salz
- ¼ Tasse Pflanzenöl
- ⅔ Tasse kochendes Wasser
- 1 Esslöffel Spirulina
- 2 Prisen Safran

ANWEISUNGEN:

a) Spirulina in ⅔ Tasse kochendem Wasser oder Safran in ⅔ Tasse kochendem Wasser einweichen.

b) Wenn das Wasser abgekühlt und warm ist, bereiten Sie die Tortillas zu.

c) Mehl und Salz vermischen. Öl hinzufügen und verrühren, bis die Mischung kleinen Erbsen ähnelt.

d) Fügen Sie das eingeweichte warme Wasser hinzu und vermischen Sie es gut, indem Sie die Seiten der Schüssel abkratzen. Es sollte sich zu einer Kugel formen.

e) Ein Schneidebrett leicht bemehlen und die Kugel etwa eine Minute lang kneten. Anschließend die Teigkugel abdecken und mindestens 30 Minuten, jedoch nicht länger als ein paar Stunden, ruhen lassen.

f) Erhitzen Sie eine Pfannkuchenpfanne oder ein paar Teflonpfannen. Sie möchten, dass es mittelscharf ist. Den Teig zu kleinen Kugeln formen.

g) Ihre Marken variieren natürlich je nach der Größe, die Sie würfeln.

h) Eine Teigkugel mit den Händen flach drücken und dann auf ein Schneidebrett legen.

i) Rollen Sie die Tortilla auf die gewünschte Dicke aus.

j) Legen Sie die ausgerollte Tortilla auf die heiße Pfanne/Grillplatte und beobachten Sie, wie sie gart.

k) Heben Sie die Tortilla mit einem Spatel an, um zu sehen, ob sie fertig ist. Es sollte auf der Unterseite gebräunt sein – wenn ja, kann es umgedreht und auf der anderen Seite gebraten werden.

l) Braten Sie diese Seite an, bis sie braun ist, nehmen Sie sie heraus und legen Sie sie zum Abkühlen auf einen Teller.

m) Wiederholen Sie dies mit dem Rest Ihres Teigs und stapeln Sie ihn weiter übereinander, wenn er vollständig gekocht ist.

15. Spirulina- Milch

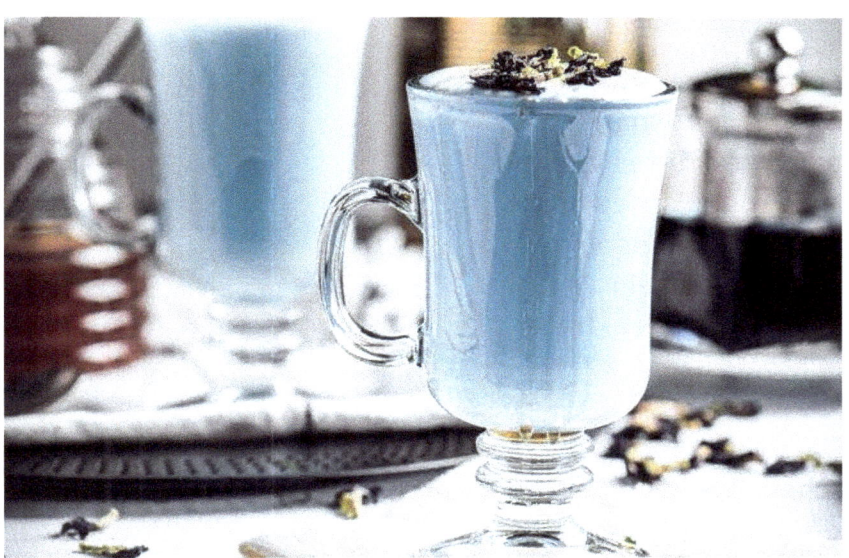

Ergibt: 4 Portionen

ZUTATEN:
- 2 Esslöffel Spirulina-Pulver
- 2 Tassen gefiltertes Wasser
- ½ Tasse rohe Cashewnüsse
- ½ Tasse rohe Mandeln
- 3 entkernte Datteln
- ½ Teelöffel Vanilleextrakt
- Prise Meersalz

ANWEISUNGEN:

a) Weichen Sie die Cashewnüsse und Mandeln mindestens 2 Stunden lang im Wasser ein und schütten Sie das Wasser nach dem Einweichen weg.

b) Alle Zutaten in einem Mixer glatt rühren. Vor dem Genießen abkühlen lassen.

SNACKS

16. Aquablaue Spirulina-Kokos-Glückskugeln

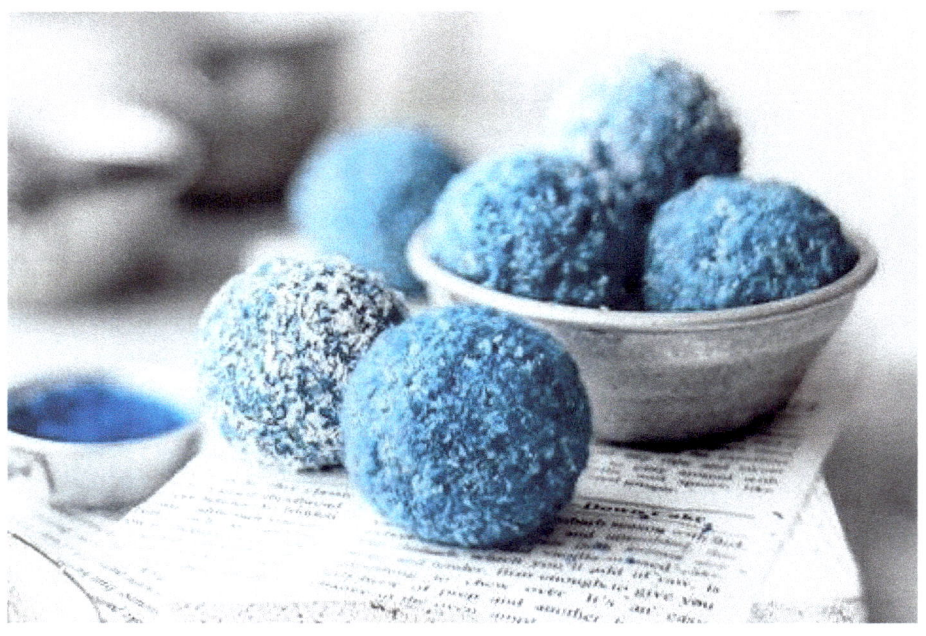

Ergibt: 4 Portionen

ZUTATEN:
- ¾ Tasse Kokosraspeln
- ⅓ Tasse Kokosmehl
- ⅓ Tasse entsteinte Datteln, eingeweicht
- 2 Teelöffel blaues Spirulina-Pulver
- 3 Esslöffel Kokosnussbutter
- 3 Esslöffel Ahornsirup
- 1-2 Esslöffel Kokosöl
- Prise Salz

ANWEISUNGEN:
a) Zutaten in eine Küchenmaschine geben und zerkleinern.
b) Aus der Mischung Kugeln formen und auf einen mit Backpapier ausgelegten Teller oder ein Backblech legen.
c) Falls gewünscht, Kugeln in weitere Kokosnuss rollen.
d) Die Riegel mindestens 1–2 Stunden lang einfrieren, bis sie fest sind.

17. Blaue Spirulina-Bounty-Riegel

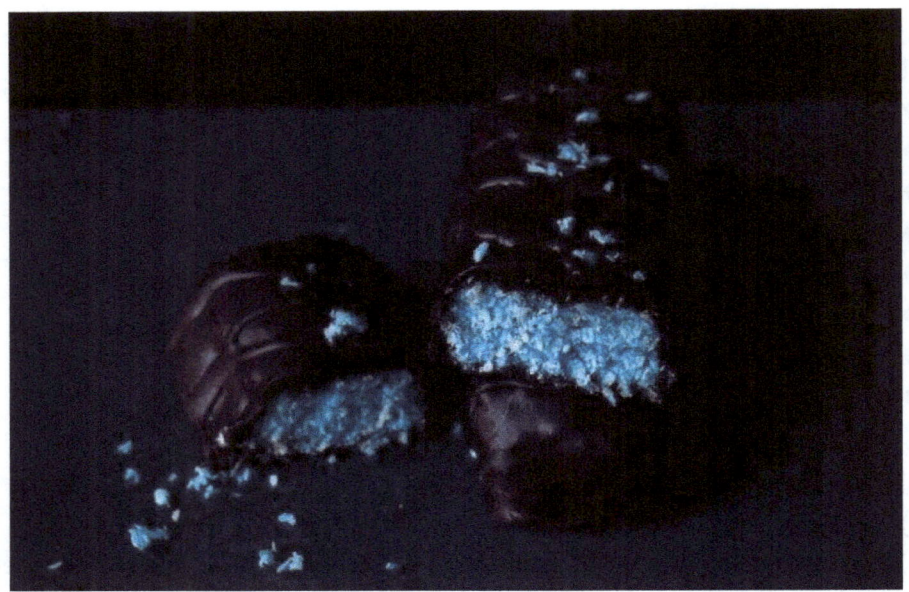

Ergibt: 4 Portionen

ZUTATEN:
- 1 Tasse Kokosraspeln
- 3 Esslöffel Reissirup
- 2 Esslöffel Kokosmilch
- 1 Esslöffel Kokosöl
- 1 Teelöffel Spirulina
- 1 Esslöffel Kokosöl
- 2,5 Unzen dunkle Schokolade

ANWEISUNGEN:
a) Eine Kastenform mit Backpapier auslegen oder eine Silikonform verwenden

b) Mischen Sie in einer Schüssel die ungesüßten Kokosraspeln, die Kokosmilch, den Reissirup, das geschmolzene Kokosöl und die Spirulina gründlich mit einem Löffel oder verwenden Sie wie ich Ihre Hände

c) Drücken Sie die gesamte Mischung gleichmäßig in Ihre mit Backpapier ausgelegte Kastenform und schneiden Sie sie später aus

d) Für etwa 1 Stunde in den Gefrierschrank stellen

e) Als nächstes schmelzen Sie die dunkle Schokolade mit dem Kokosöl

f) Tauchen Sie jeden Riegel mit einer darunter liegenden Gabel in die Schokolade

g) Legen Sie dann Ihre mit Schokolade überzogenen Riegel wieder auf das Schneidebrett und stellen Sie sie für weitere 30 Minuten zurück in den Gefrierschrank.

18. Spirulina - Haselnussbällchen

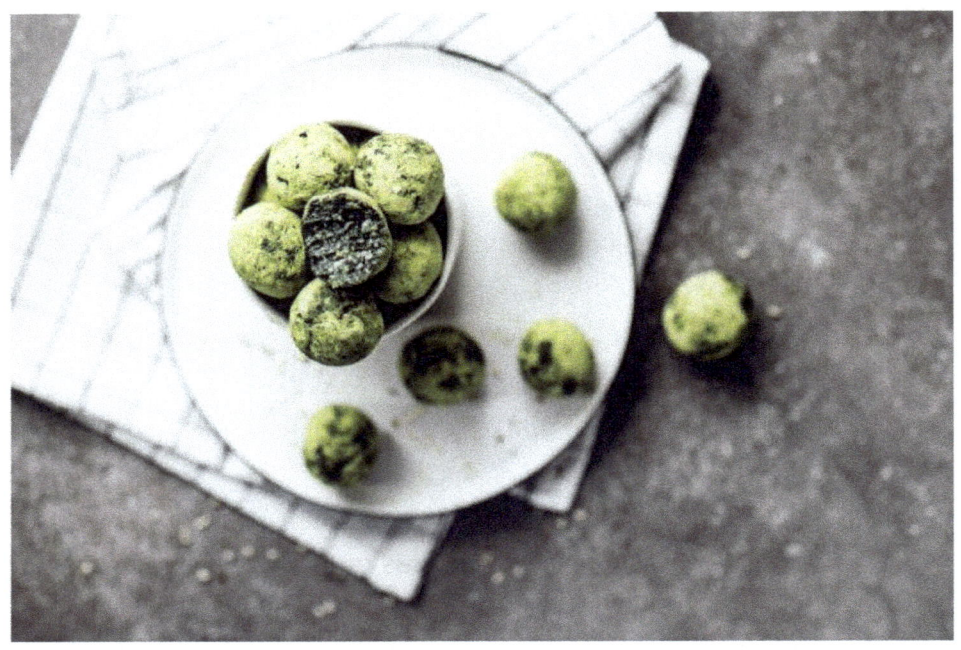

Ergibt: 10-15 Bälle

ZUTATEN:
- abgeriebene Zitronenschale von 2 Zitronen
- 3 Tassen Haselnüsse
- 1 Esslöffel Spirulina-Pulver
- 1½ Tassen eingeweichte Rosinen
- 2 Esslöffel Kokosöl

ANWEISUNGEN:
a) Mahlen Sie die Haselnüsse in einer Küchenmaschine, bis sie fein gemahlen sind.
b) Die Rosinen dazugeben und noch einmal verarbeiten.
c) Kokosöl, Zitronenschale und Spirulina-Pulver hinzufügen.
d) Zu mundgerechten Kugeln rollen.

19. Spirulina -Popcorn

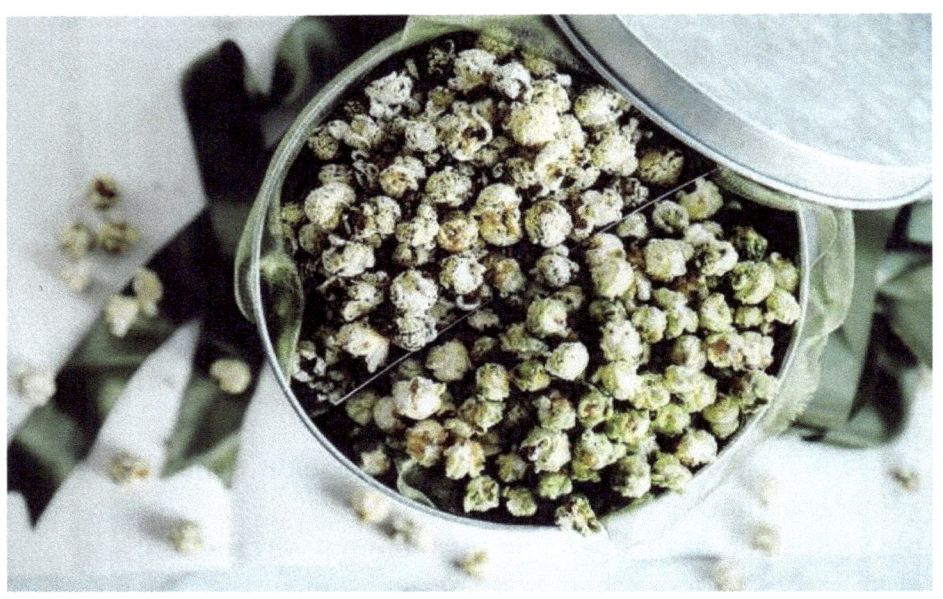

Ergibt: 4 Portionen

ZUTATEN:
- Geriebener Parmesankäse
- Knoblauchpulver
- ½ Esslöffel Dulse-Flocken
- Cayennepfeffer, Chilischote oder Paprika
- 1 Esslöffel Spirulina

ANWEISUNGEN:
a) Popcorn wie gewohnt zubereiten.
b) Mischen Sie einige oder alle der oben genannten Zutaten.
c) Während das Popcorn noch warm ist, die Gewürzmischung hinzufügen und kräftig schütteln, damit das Popcorn gleichmäßig bedeckt ist.

20. Spirulina-Riegel aus Mandelmark

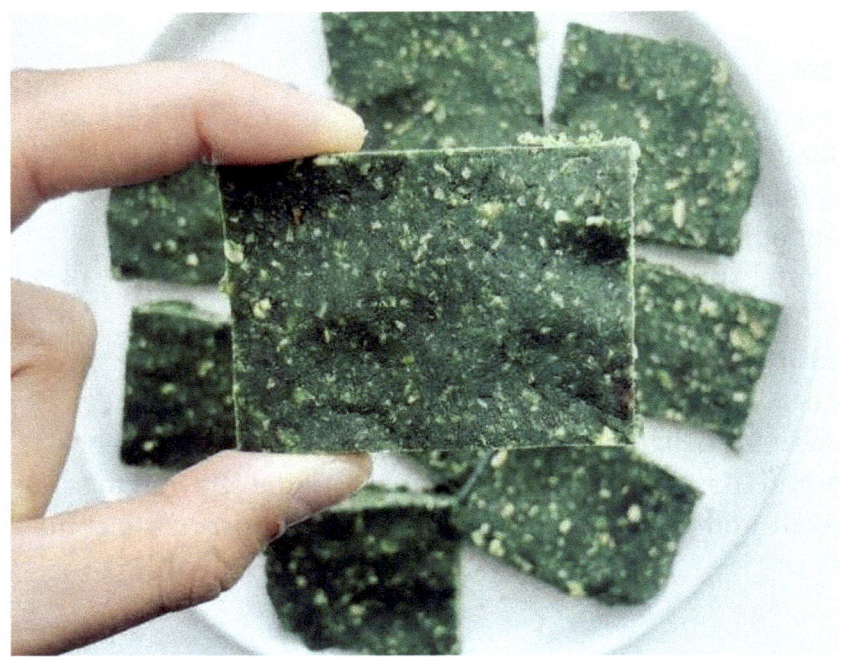

Ergibt: 8 Riegel

ZUTATEN:
- 1 Tasse Mandelmark oder Mandelmehl
- 1 Tasse Haferflocken
- 6 Datteln entsteinen
- 1 Teelöffel Spirulina
- 2 ½ Esslöffel Kokosöl

ANWEISUNGEN:
a) Geben Sie die Haferflocken und das Kokosöl in einen mikrowellengeeigneten Behälter.
b) 1-2 Minuten lang in der Mikrowelle erhitzen oder bis das Kokosöl schmilzt. Es ist wichtig, die Haferflocken mit einzubeziehen, damit sie sich leicht erhitzen und etwas knusprig werden. Zum Abkühlen beiseite stellen.
c) Nach dem Abkühlen die Kerne von den frischen Datteln entfernen und alle Zutaten in eine Küchenmaschine geben. Ich empfehle, die Datteln vorher einzuweichen, damit sie sich leichter vermischen. Mischen, bis die Mischung vollständig vermischt ist und anfängt, zusammenzukleben. Sie müssen die Mischung während des Mixvorgangs mehrmals von den Seiten der Küchenmaschine schöpfen.
d) Eine kleine quadratische Form mit Pergamentpapier auslegen. Legen Sie die Mischung auf das Backpapier und drücken Sie sie flach, bis sie sich gleichmäßig auf der Form verteilt. Die Mischung sollte dick sein und zusammenkleben.
e) Stellen Sie die Form zum Abkühlen etwa 30 Minuten lang in den Kühlschrank. Aus dem Kühlschrank nehmen und in quadratische Riegel schneiden. Genießen!

21. Spirulina- Protein-Häppchen

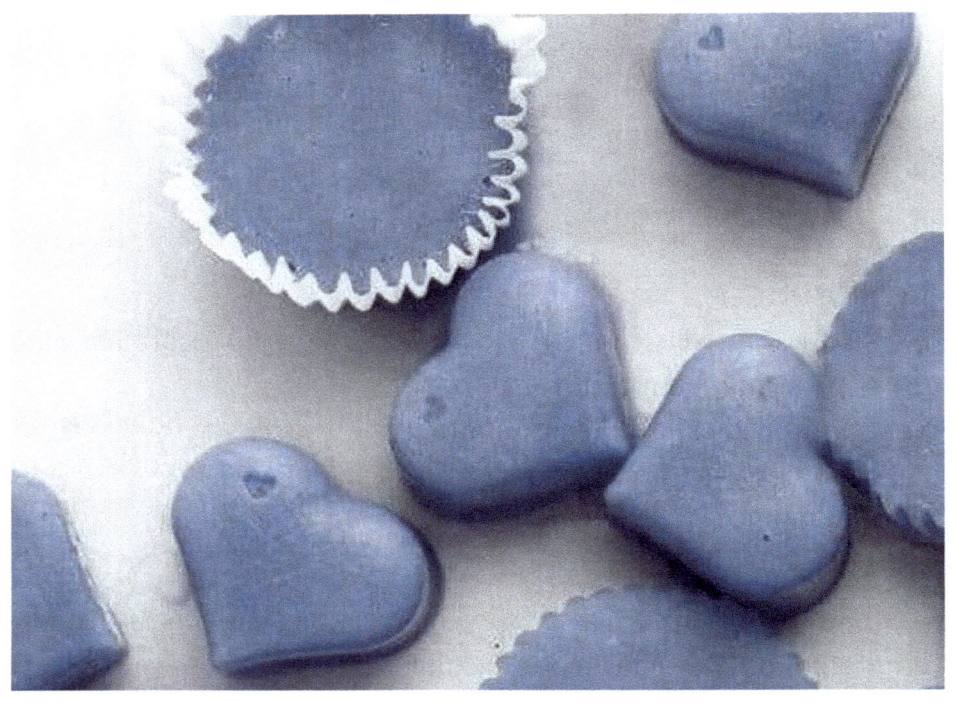

Macht: 6

ZUTATEN:
GEBRÜHTER TEE
- 1 Tasse kochendes Wasser
- 1 Esslöffel Spirulina
- 1 Teelöffel Zitronensaft

PROTEINBISSE
- Eine halbe 15-Unzen-Dose weiße Bohnen
- 3 mittelgroße Bananen
- 3 Esslöffel Baobab-Pulver
- ¼-½ Tasse Pflanzenmilch
- ½ Tasse aufgebrühter Spirulina-Tee

ANWEISUNGEN:
a) Die Bananen am Vorabend hacken und einfrieren.
b) Gefrorene Bananen mindestens 20 Minuten vorher aus dem Gefrierschrank nehmen.
c) Eine Mini-Cupcake-Form mit Papierförmchen auslegen.
d) Richten Sie Ihre Herzformen auf der Arbeitsfläche aus, wenn Sie diese verwenden.

MACHEN SIE BISSE
e) Brühen Sie den Spirulina-Tee auf, indem Sie ihn 3 Minuten lang in 1 Tasse frisch gekochtes heißes Wasser geben.
f) Geben Sie eine halbe Tasse abgekühlten Tee, den Baobab und die aufgetauten Bananen in einen Hochleistungsmixer.
g) Öffnen Sie die Dose mit den Bohnen, lassen Sie sie abtropfen und spülen Sie sie ab. Geben Sie sie in den Mixer.
h) Zum Schluss ¼ Tasse Milch hinzufügen und mit dem Mixen beginnen. Fügen Sie nur so viel Milch hinzu, dass die Konsistenz cremig, aber gießbar ist.
i) Fügen Sie etwas mehr Pflanzenmilch hinzu, wenn die Mischung nicht gießbar genug ist, um sie in kleine Formen zu füllen – es

hängt alles davon ab, wie groß Ihre Bananen waren und wie dick die Pflanzenmilch Ihrer Wahl ist.

j) Machen Sie an dieser Stelle einen Geschmackstest und stellen Sie sicher, dass die Mischung süß genug für Sie ist. Wenn nicht, können Sie ein oder zwei Esslöffel Ahornsirup oder vielleicht ein paar reife grüne Weintrauben hinzufügen. Die Farbe ändert sich, aber der Geschmack wird süßer.

k) Gießen Sie die Mischung in die Mini-Cupcake-Form, die Silikon-Herzformen oder ein beliebiges Gefäß, in dem Sie sie einfrieren möchten.

l) Frieren Sie sie mindestens vier Stunden lang ein oder bis sie hart genug sind, um sie aus den Formen zu lösen. Bewahren Sie sie gefroren in einem gefriergeeigneten, luftdichten Behälter auf. Wir haben sie mindestens einen Monat eingefroren und sie schmecken immer noch wunderbar.

22. Spirulina- Sommerrollen

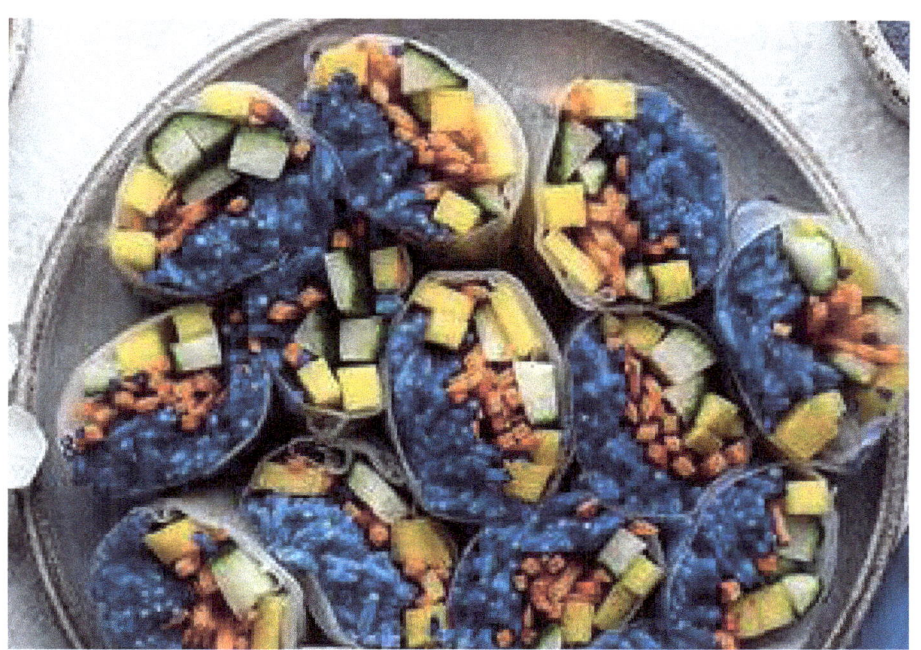

ZUTATEN:
- 8 Unzen Reisnudeln:
- 1 Esslöffel blaues Spirulina-Pulver
- 2 Karotten, in dünne Scheiben geschnitten
- 2 Minigurken, in dünne Scheiben geschnitten
- Rotkohl, in dünne Scheiben geschnitten
- Frische Minze
- Reispapierverpackungen

ERDNUSSSOSSE:
- ¼ Tasse Erdnussbutter
- 2 Esslöffel Tamari- oder Sojasauce
- 2 Esslöffel Wasser
- 1 Esslöffel Reisessig
- 1 Teelöffel Kokosblütenzucker
- ½ Teelöffel gemahlener Ingwer
- ½ Teelöffel rote Paprikaflocken

ANWEISUNGEN:
a) 8 Tassen Wasser in einem großen Topf zum Kochen bringen. Blaues Spirulina-Pulver unterrühren und dann Reisnudeln hinzufügen.
b) Den Herd ausschalten und die Nudeln 8–10 Minuten ziehen lassen, bis sie al dente sind. Abgießen und mit kaltem Wasser abspülen.
c) Alle Zutaten für die Erdnusssauce verrühren, bis eine glatte Masse entsteht.
d) Bereiten Sie alle Zutaten für die Sommerrollen vor. Befeuchten Sie eine Reispapierhülle einige Sekunden lang mit Wasser und legen Sie sie dann auf eine ebene Fläche.
e) Ordnen Sie Reisnudeln und geschnittenes Gemüse unten in der Mitte des Wraps an und lassen Sie dabei rechts, links und unten Platz.

f) Falten Sie die rechte und linke Seite über die Füllung, falten Sie sie dann ein und rollen Sie sie von unten nach oben, um die Füllung zu umschließen.

g) Wiederholen Sie den Vorgang mit den restlichen Reispapierhüllen und der Füllung.

h) In zwei Hälften schneiden und mit Erdnusssauce genießen!

23. Spirulina- Cupcakes

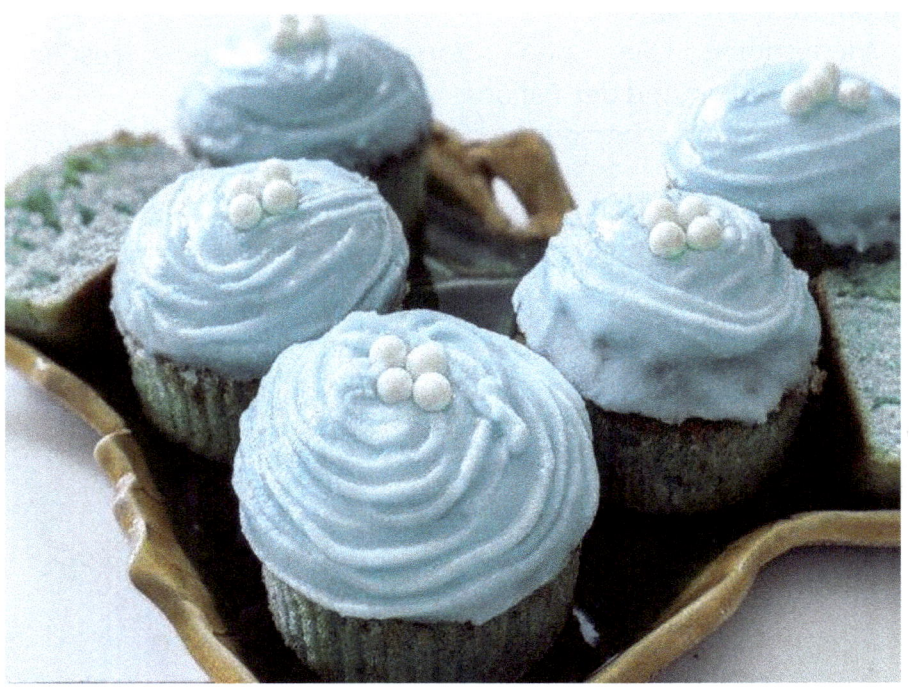

Ergibt: 12 Portionen

ZUTATEN:
- 1 ¾ Tasse Allzweckmehl
- ¾ Teelöffel Salz
- ½ Teelöffel Backpulver
- 1 ½ Teelöffel Backpulver
- ½ Tasse Pflanzenöl
- 1 Tasse Zucker
- 2 Eier, geschlagen
- ⅓ Tasse Sauerteigüberschuss, ca
- ½ Tasse Buttermilch
- 1-2 Esslöffel Spirulina-Pulver
- 2 Teelöffel Vanilleextrakt
- 2 Teelöffel Zitronensaft, frisch

BUTTERCREMEGLASUR
- 227 g zimmerwarme Butter, etwa 1 Tasse
- 400 g Puderzucker, etwa 2 Tassen
- 5 g Vanille, 1 Teelöffel
- 28 g Sahne 18 %, ca. 2-4 Esslöffel

ANWEISUNGEN:
a) Heizen Sie den Ofen auf 350 Grad Fahrenheit vor und legen Sie eine Cupcake-Form mit Cupcake-Förmchen aus. Wenn Sie keine Auskleidungen verwenden, sprühen Sie die Pfanne mit Öl ein.
b) In einer Schüssel Mehl, Backpulver, Natron und Salz vermischen. Beiseite legen.
c) Schlagen Sie zimmerwarme Eier in einer separaten kleinen Schüssel auf und stellen Sie sie beiseite.
d) In einer großen Schüssel mit einem Schneebesen oder in einem Standardmixer mit Schneebesenaufsatz Zucker, Öl, Buttermilch und überschüssigen Sauerteig vermischen und 1 Minute lang verrühren, bis alles gut vermischt ist. Eier und Vanille dazugeben und eine weitere Minute lang verrühren.

e) Erbsenblüten dazugeben und verrühren, bis der Teig glatt und gleichmäßig ist.
f) Mehlmischung hinzufügen und etwa eine Minute weiter mixen.
g) Im letzten Schritt vermischen Sie den Teig mit einem Löffel, um sicherzustellen, dass Sie den Teig nicht zu stark aufschlagen.
h) Zitronensaft hinzufügen und mit einem Löffel gut umrühren. Sie sollten bemerken, dass sich die Farbe des Teigs von Grün/Blau zu einem tieferen, kräftigeren Blau ändert. Mit einem Löffel verrühren, bis die Farbe gleichmäßig ist und der Zitronensaft verteilt ist.
i) Den Teig in die Cupcake-Form füllen und bei 350 °C 18–20 Minuten backen.
j) Buttercremeglasur
k) Mit einem Standard- oder Handmixer und einem Schneebesen oder Rühraufsatz zimmerwarme gesalzene Butter auf mittlerer Stufe 2-3 Minuten lang aufschlagen, oder bis sie glatt und cremig ist.
l) Den Puderzucker hinzufügen.
m) Sobald der Zucker eingearbeitet ist, 3-4 Minuten lang auf höchster Stufe verrühren, Vanille hinzufügen und anschließend die Sahne hinzufügen. Beginnen Sie mit 2 Esslöffeln Sahne. Wenn Sie eine dünnere Glasur wünschen, fügen Sie einfach mehr Sahne hinzu. Zum Dekorieren dieser Cupcakes verwende ich gerne 2-3 Esslöffel Sahne.
n) Weitere 2–4 Minuten weiter schlagen, bis die Buttercreme leicht und locker ist.
o) Buttercreme in einen Spritzbeutel füllen und vollständig abgekühlte Cupcakes dekorieren.
p) Auf der anderen Seite weiterbacken

24. Spirulina Glasierte Donuts

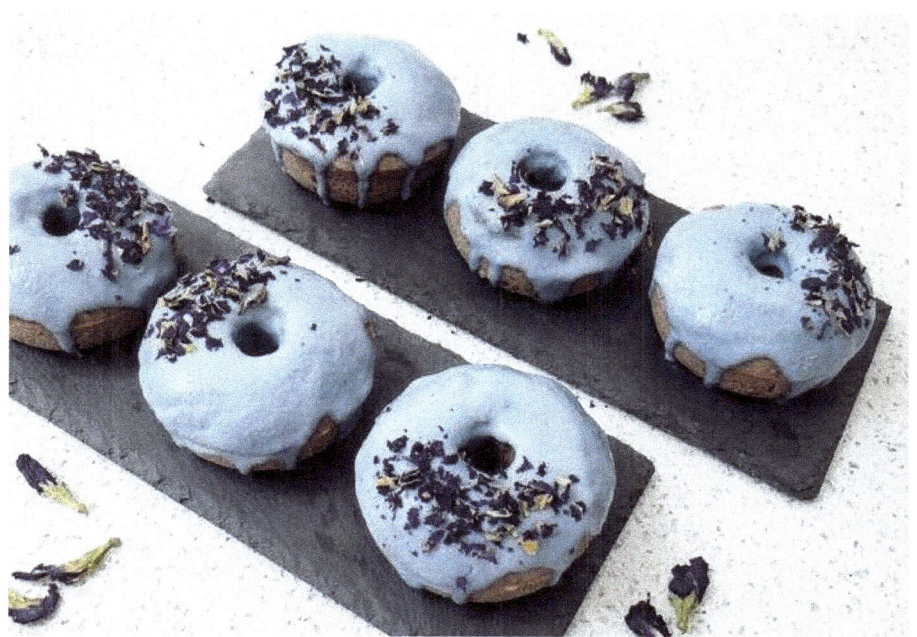

ZUTATEN:
Donuts :
- 1 zerdrückte Banane
- 1 Tasse ungesüßtes Apfelmus
- 1 Ei oder 1 Esslöffel Chiasamen mit Wasser vermischt
- 50 g geschmolzenes Kokosöl
- 4 Esslöffel Honig oder Agavendicksaft
- 1 Esslöffel Vanille
- 1 Teelöffel Zimt
- 150 g Buchweizenmehl
- 1 Teelöffel Backpulver

Spirulina-GLASUR:
- ½ Tasse Cashewnüsse, 4 Stunden eingeweicht
- 1 Tasse Mandelmilch
- 40 Spirulina-Teeblüten
- 1 Esslöffel Agavennektarsirup
- 1 Esslöffel Vanilleessenz

ANWEISUNGEN:
Um die Donuts zuzubereiten:
a) Alle trockenen Zutaten miteinander vermischen.
b) Alle feuchten Zutaten miteinander vermischen.
c) Geben Sie das Nasse zum Trockenen und geben Sie es dann in die Donutformen.
d) 15 Minuten bei 160 Grad backen.

SO HERSTELLEN SIE DIE GLASUR:
e) Die Cashewnüsse in einer Küchenmaschine glatt pürieren.
f) In einem Topf die Mandelmilch erhitzen und den Tee hinzufügen. Bei schwacher Hitze 10 Minuten köcheln lassen.
g) Geben Sie die blaue Mandelmilch zu den zerkleinerten Cashewnüssen, geben Sie den Agavendicksaft und die Vanilleessenz hinzu und mixen Sie noch einmal, bis alles gut vermischt ist.

h) Im Kühlschrank aufbewahren, bis Ihre Donuts gekocht und abgekühlt sind.

i) Dekorieren Sie die Donuts mit der Glasur und zusätzlichen Blumen!

j) Diese Donuts sind vegan und frei von Gluten und raffiniertem Zucker – also gibt es wirklich keinen Grund, sich zurückzuhalten: Probieren Sie sie alle aus!

25. Spirulina- Erdnuss-Mochi

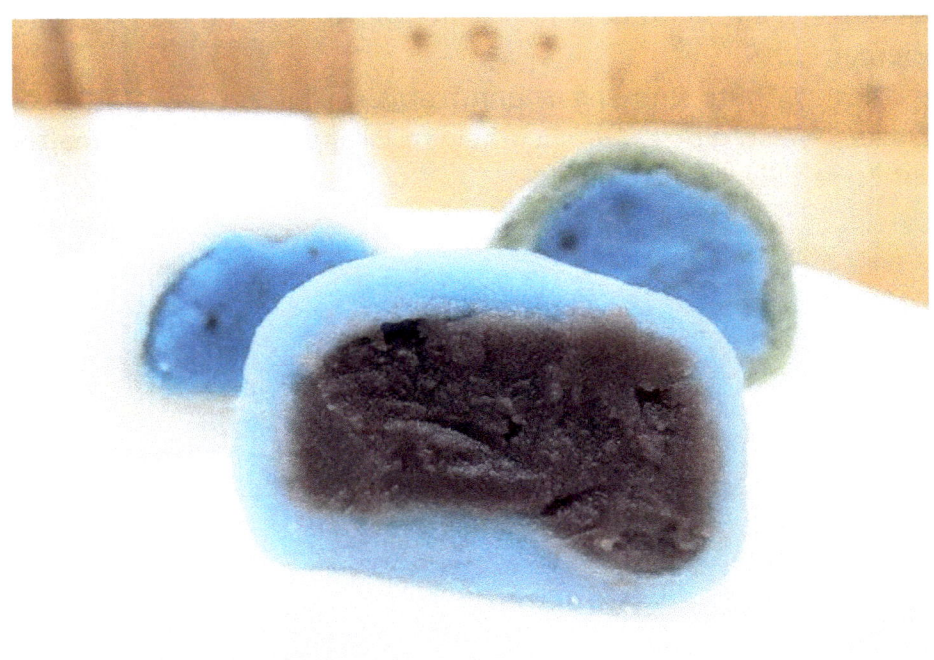

ZUTATEN:
MOCHI:
- 300 g Klebreismehl
- 50g Weizenstärke
- 75 g Puderzucker
- 1 ½ Esslöffel Öl
- 450 ml Wasser
- ½ Teelöffel Spirulina-Pulver

ERDNUSSFÜLLUNG:
- 300 g gemischte geröstete Erdnüsse
- 100g Puderzucker
- ¼ Teelöffel Salz

Mehl zum Bestäuben und Bestäuben:
- 200 g Reismehl, 20 Minuten bei mittlerer Hitze gebraten.

ANWEISUNGEN:

a) Alle Mochi-Zutaten vermischen, bis alles gut vermischt ist. Durch ein Sieb gießen und in ein gefettetes Dampfgarblech geben und bei mittlerer Hitze 25 Minuten dämpfen.

b) Wenn die Reismehlmischung kühl genug zum Anfassen ist, kratzen Sie sie auf einer Arbeitsfläche aus, auf der Sie leicht Mehl bestäuben.

c) Teilen Sie den Teig mit einem scharfen, mit Mehl bestäubten Messer in kleine Portionen von jeweils etwa 35–40 g.

d) Arbeiten Sie mit einem Stück nach dem anderen, bestäuben Sie Ihre Hände mit Mehl, damit es nicht kleben bleibt, und rollen Sie jedes Stück zu einer Kugel.

e) Drücken Sie die Kugel flach und formen Sie sie dann mit den Händen zu einer runden Kugel mit einem Durchmesser von 8 cm.

f) Mischen Sie alle Zutaten für die Füllung, geben Sie dann einen Esslöffel der Füllung in die Mitte der Runde, legen Sie dann die Ränder über die Füllung, um sie zu umschließen, und drücken Sie sie gut zusammen, um sie zu verschließen.

g) Rollen Sie ihn vorsichtig erneut zu einer Runde und drücken Sie dabei leicht auf die Oberseite, um ihn etwas flacher zu machen.
h) Den Mochi mit Mehl bestreichen, um die Oberfläche zu glätten.
i) Mochi bleibt in einem luftdichten Behälter bis zu 2 Tage haltbar.

26. Blaubeer- Spirulina- Muffins

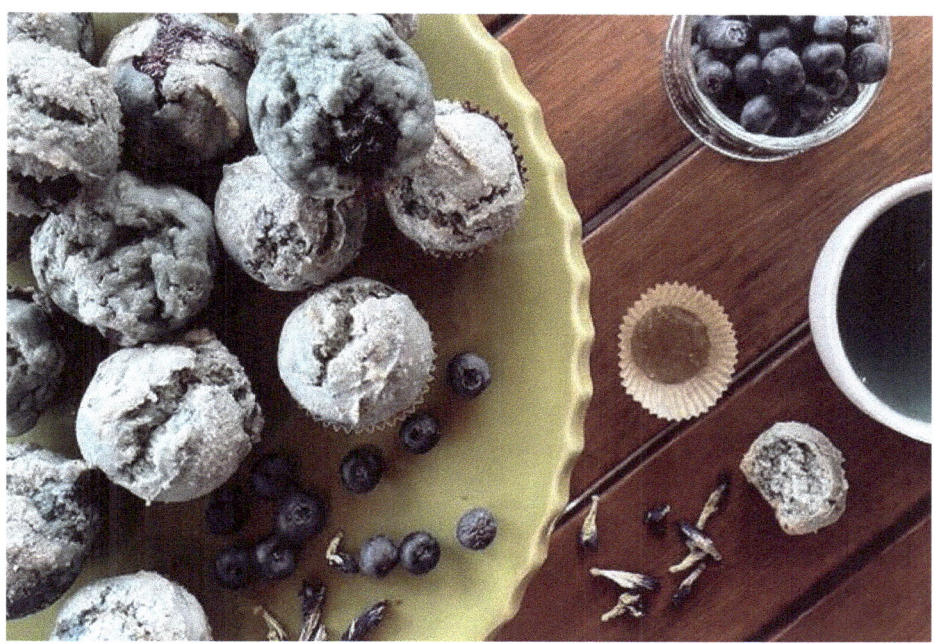

ZUTATEN
NASS:
- ½ Tasse Spirulina
- 1 Teelöffel Zitronenschale
- ½ Tasse Vollmilch, warm
- 1 Stange ungesalzene Butter, geschmolzen
- 2 Eier

TROCKEN:
- 2 ½ Tassen glutenfreies Allzweckmehl
- 2 Teelöffel Backpulver
- ¼ Teelöffel Backpulver
- 1 Tasse weißer Kristallzucker
- 1 Teelöffel koscheres Salz
- 1 Tasse frische Blaubeeren

ANWEISUNGEN:
a) Heizen Sie Ihren Backofen auf 350 Grad vor.
b) In einem Mixer. Fügen Sie alle feuchten Zutaten hinzu und lassen Sie sie zehn Minuten lang ruhen, dann mixen Sie alles, bis eine glatte Masse entsteht.
c) Die Mischung wird durch die Spirulina indigoblau und sieht durch die geschmolzene Butter etwas dicker aus. Leg es zur Seite.
d) In eine große Schüssel glutenfreies Mehl, Backpulver, Natron, Zucker und koscheres Salz geben und vermischen.
e) Behalten Sie eine viertel Tasse der Trockenmischung und rühren Sie die Blaubeeren um, bis sie bedeckt sind, und stellen Sie sie beiseite. Dadurch wird überschüssige Feuchtigkeit absorbiert und verhindert, dass sie die Konsistenz des Teigs verändert.
f) Währenddessen in einer großen Schüssel die feuchten Zutaten mit einem Spatel unter die trockenen Zutaten rühren. Die Mischung variiert in den Blautönen und das ist in Ordnung. Sobald der Teig vermischt aussieht, die Blaubeeren darüberstreuen und vorsichtig unterheben.

g) Stellen Sie Ihre Mini-Muffinformen mit Muffinförmchen zusammen.

h) Füllen Sie die Mini-Muffinformen mit einem Löffel zu ¾ voll.

i) Backen Sie die Muffins 10 Minuten lang oder bis ein hineingesteckter Zahnstocher sauber herauskommt.

27. Spirulina- Müsliriegel

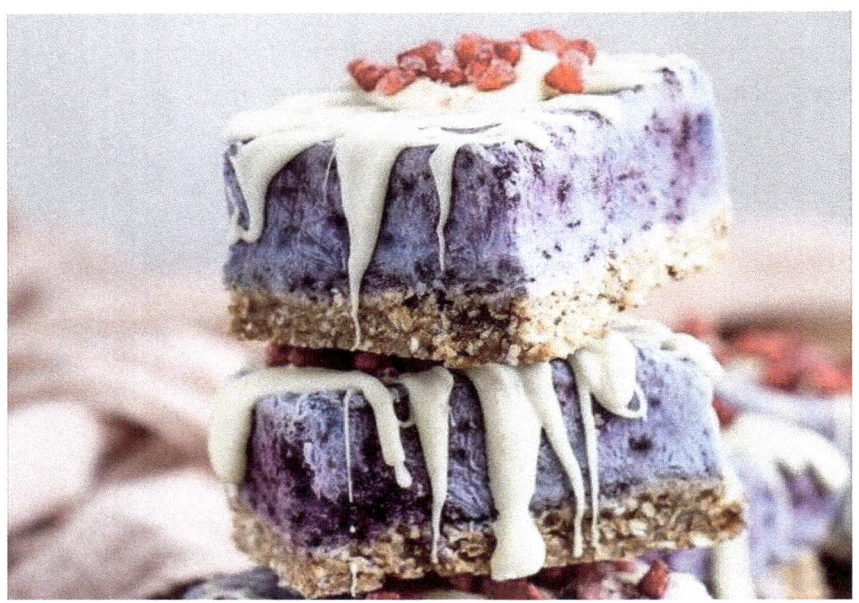

Ergibt: 4 Portionen

ZUTATEN:
- 2 Tassen Haferflocken, auf Wunsch auch glutenfrei
- 1 Tasse Pepitas
- 1 ½ Tassen ungesüßtes Puffreis-Müsli
- ½ Tasse Trockenfrüchte, grob gehackt
- ¼ Teelöffel Meersalzflocken
- 1½ Esslöffel Spirulina-Pulver
- ⅓ Tasse brauner Reissirup
- 3 Esslöffel Ahornsirup
- ½ Tasse Tahini
- 2 Esslöffel Kokosöl
- 1 Teelöffel Vanilleextrakt

ANWEISUNGEN:
a) Backofen auf 160 °C vorheizen.
b) Haferflocken und Pepitas auf einem Backblech vermischen und 10–15 Minuten backen, dabei ein- oder zweimal umrühren, bis die Haferflocken goldbraun sind und ein nussiges Aroma haben.
c) In einem kleinen Topf den braunen Reissirup, Ahornsirup, Tahini, Kokosöl und Vanille vermischen.
d) Zum Kombinieren verquirlen. Nicht überhitzen.
e) In einer großen Schüssel die abgekühlten Haferflocken und Kürbiskerne mit den gehackten Trockenfrüchten, Reisbällchen, Salz und Spirulina-Pulver vermischen.
f) Gießen Sie die feuchten Zutaten über die trockenen Zutaten und rühren Sie schnell um, um sie zu vermischen.
g) Gießen Sie die Mischung in eine mit Frischhaltefolie oder Backpapier ausgelegte Brownie-Pfanne. Drücken Sie die Mischung fest, insbesondere in die Ecken.
h) Zum Festwerden einige Stunden in den Kühlschrank stellen, dann aus dem Kühlschrank nehmen und in Riegel schneiden. Reste können bis zu zwei Wochen im Kühlschrank aufbewahrt werden.

28. Spirulina- Limetten-Popcorn

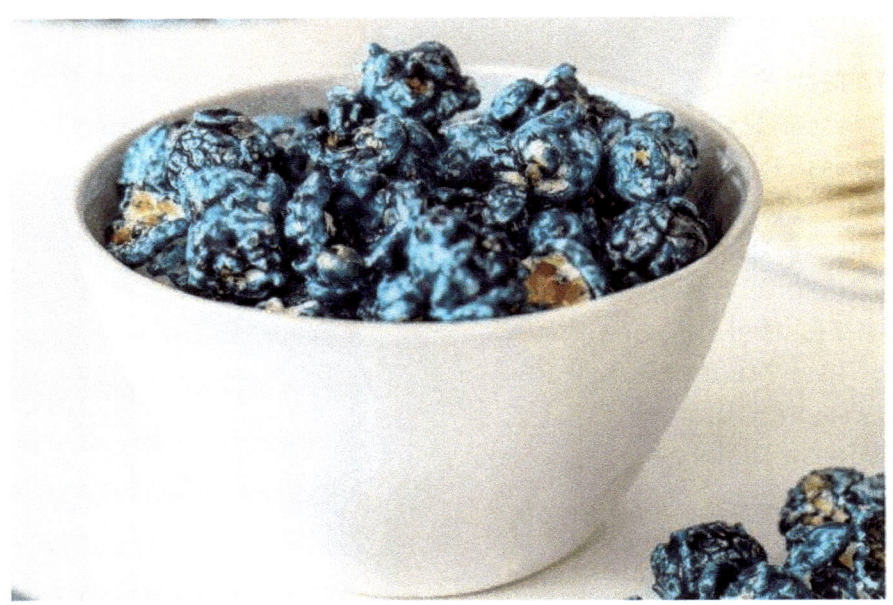

Ergibt: 2 Portionen

ZUTATEN
- 1 Esslöffel Kokosöl
- ¼ Tasse Popcornkerne
- 2 Esslöffel Zucker
- 1 Esslöffel vegane Butter
- ½ Teelöffel Wasser
- 1 Teelöffel Spirulina-Pulver
- 1 Teelöffel sehr fein gehackte Limettenschale

ANWEISUNGEN
a) Das Öl in einem großen und tiefen Topf oder Topf bei mittlerer Hitze erhitzen.
b) Geben Sie ein paar Popcornkerne in den Topf und warten Sie, bis sie platzen.
c) Sobald sie aufgeplatzt sind, die restlichen Popcornkörner hinzufügen, umrühren, bis sie mit Öl bedeckt sind, und vom Herd nehmen. Warten Sie 30–50 Sekunden und stellen Sie den Topf wieder auf den Herd.
d) Mit einem Deckel abdecken und warten, bis die Kerne aufplatzen. Sobald es zu platzen beginnt, schütteln Sie den Topf ein paar Mal, um sicherzustellen, dass alle Kerne gleichmäßig garen. Weiterkochen, bis alle Kerne aufgeplatzt sind. Vom Herd nehmen und in eine große Rührschüssel geben.
e) Den Zucker und die vegane Butter in einen kleinen Topf geben. Fügen Sie gerne auch eine Prise Salz hinzu. Bei mittlerer Hitze erhitzen und etwa 1 Minute kochen lassen. Fügen Sie das Wasser hinzu, rühren Sie um und kochen Sie es weitere 20 Sekunden lang oder bis sich der Zucker vollständig aufgelöst hat.
f) Über das Popcorn gießen und dabei umrühren, damit es gleichmäßig mit dem Sirup bedeckt ist.
g) Die Spirulina über das Popcorn sieben und verrühren. Die Limettenschale dazugeben und nochmals umrühren.
h) Sofort servieren.

29. Spirulina- Mandel-Halbmond s

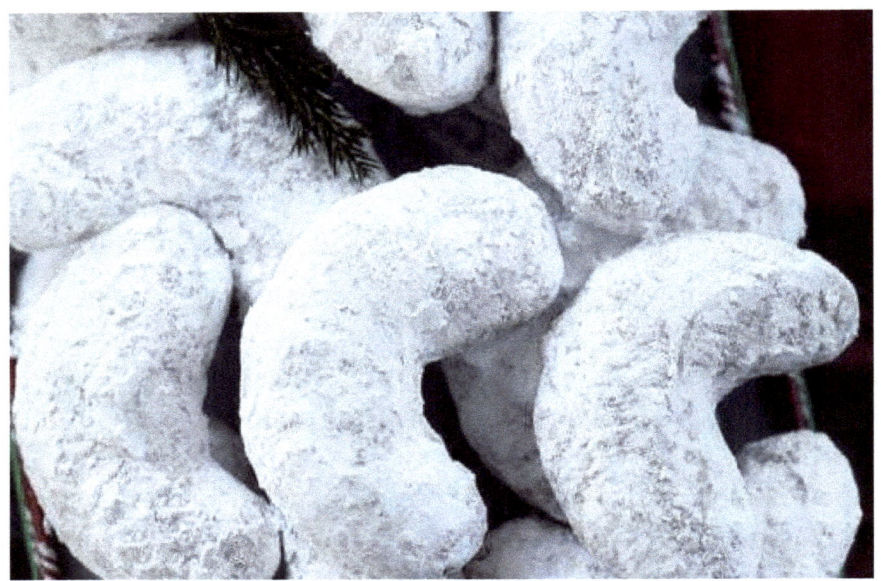

Ergibt: 3 Dutzend Kekse

ZUTATEN
SPIRULINA-TEIG:
- ½ Tasse vegane Butter
- ½ Tasse glatte Mandelbutter
- ⅔ Tasse Kristallzucker
- 3 Esslöffel veganer Vanillejoghurt
- 1 Esslöffel Spirulina-Pulver
- 1 Teelöffel Vanilleextrakt
- ½ Teelöffel Mandelextrakt
- 2 Tassen Allzweckmehl
- 1 Tasse blanchiertes Mandelmehl
- ¼ Teelöffel Salz

BEENDEN:
- ½ Puderzucker

ANWEISUNGEN
a) Mit Ihrer Küchenmaschine und installiertem Rühraufsatz Butter, Mandelbutter, Zucker, Joghurt, Spirulina, Vanille und Mandelextrakt cremig rühren.
b) Mischen, bis alles vollständig homogen, leicht und locker ist.
c) In einer separaten Schüssel Mehl und Salz verquirlen. Geben Sie die trockenen Zutaten nach und nach mit dem Motor auf niedrigster Geschwindigkeit hinzu, bis sie vollständig eingearbeitet sind. Machen Sie eine Pause, um bei Bedarf die Seiten der Schüssel abzukratzen.
d) Für jeden Keks etwa kleine Teigkugeln ausstechen und zwischen leicht angefeuchteten Händen zu Zylindern rollen. Drücken Sie mit sanfter Kraft auf die äußeren Enden, um sie in spitzere Hörner zu verwandeln, und biegen Sie sie in Halbmondformen.
e) Mit einem Abstand von ca. 2,5 cm auf ungefettete Backbleche legen und 22–26 Minuten backen, oder bis der Teig fest ist und der Boden leicht gebräunt ist. Lassen Sie es 2–3 Minuten lang

stehen, bevor Sie es zum vollständigen Abkühlen auf Gitterroste legen.

f) Zum Überziehen mit Puderzucker bestreuen. Bis zu 3 Monate im Gefrierschrank servieren oder aufbewahren.

HAUPTKURS

30. **Meerjungfrauen-Pasta**

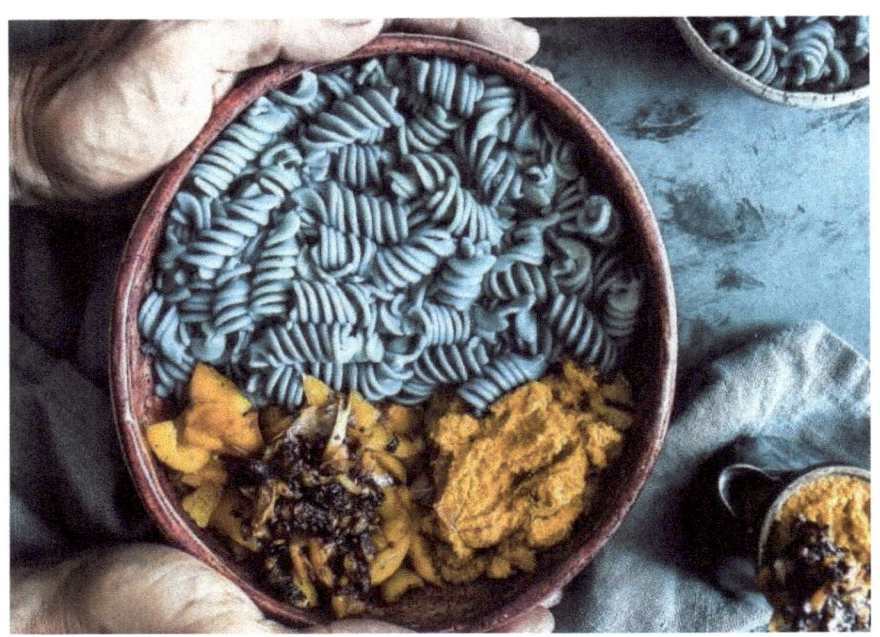

Ergibt: 2 Portionen

ZUTATEN:
- 1 Tasse Kürbis aus der Dose
- 2 Tassen Nudeln Ihrer Wahl
- ½ Tasse Gemüsebrühe
- ½ Tasse Kokosmilch
- 2 Esslöffel Tahini
- Saft von 1 Zitrone
- ½ karamellisierte Zwiebel
- 1 Paprika
- 1 Esslöffel Knoblauch
- 1 Teelöffel Kürbiskuchengewürz
- 1 Teelöffel Zwiebelpulver
- 1 Teelöffel Kokosblütenzucker
- Salz Pfeffer
- 1 Teelöffel blaue Spirulina

ANWEISUNGEN:
a) Karamellisieren Sie Ihre Zwiebel in etwas Kokosöl. Fügen Sie nach der Hälfte der Garzeit Knoblauch und 1 Teelöffel Kokosblütenzucker hinzu.
b) Geben Sie 1 Teelöffel blaue Spirulina in Ihre Pfanne und bringen Sie das Wasser zum Kochen
c) Kochen Sie Ihre Nudeln gemäß der Packungsbeilage.
d) Kürbis, Kokosmilch, Zitronensaft, Tahini und Gewürze in eine Pfanne geben und 5 Minuten bei schwacher Hitze kochen.
e) Bauen Sie anschließend alles nach Ihren Wünschen zusammen und machen Sie ein Foto!
f) Wenn Ihre Nudeln die Farbe nicht annehmen, nehmen Sie sie vom Herd, fügen Sie mehr Spirulina hinzu und lassen Sie sie ein paar Minuten einweichen. Das reicht normalerweise aus

31. Maisfisch-Tacos mit Spirulina-Blaureis und Crema

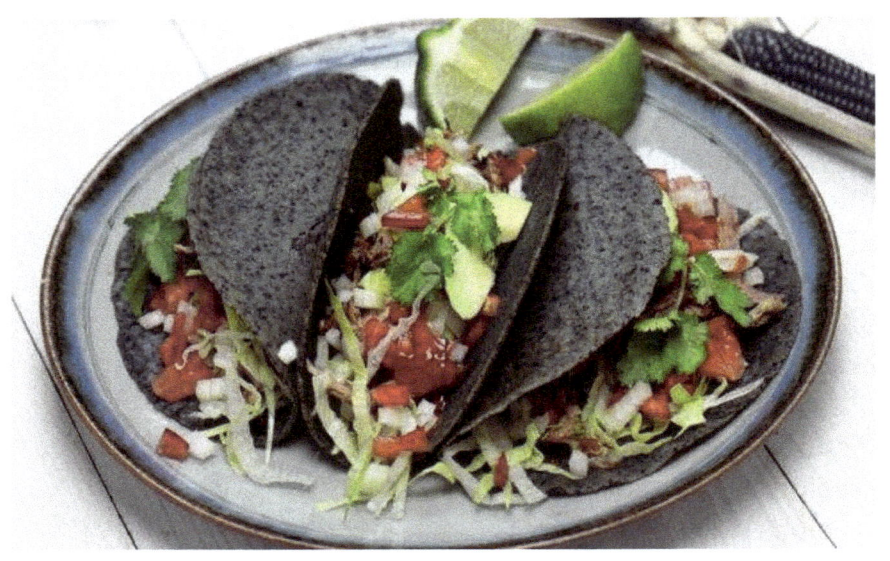

Ergibt: 8 Tacos

ZUTATEN:
FÜR DEN FISCH
- 1½ Pfund flockiger Weißfisch, gehäutet, entgrätet und gereinigt
- ¼ Teelöffel Salz
- ¼ Teelöffel Pfeffer
- 1 Teelöffel gemahlener Kreuzkümmel
- Avocadoöl oder anderes neutrales Speiseöl
- Schale von 1 Limette

FÜR DEN BLAUEN REIS
- 2 Tassen gekochter weißer Reis
- ½ Gramm blaues Spirulina-Pulver
- 1 Esslöffel fein gehackter frischer Koriander
- 1 Esslöffel frischer Limettensaft
- Neutrales Öl, wie Avocadoöl
- ⅛ Teelöffel Salz
- Prise schwarzer Pfeffer

FÜR DIE BLAUE CREMA
- ¾ Tasse mexikanische Crema, Sauerrahm oder griechischer Joghurt
- ½ Tasse Mayonnaise
- ½ Gramm blaues Spirulina-Pulver
- 1 große Knoblauchzehe, auf einer Microplane gerieben oder gehackt
- 2 Esslöffel frischer Limettensaft
- ⅛ Teelöffel Salz

DIENEN
- Mais-Tacos

ANWEISUNGEN
MACHEN SIE DEN FISCH:
a) Backofen auf 375° vorheizen.

b) Den Fisch auf beiden Seiten mit Salz, schwarzem Pfeffer und Kreuzkümmel würzen.

c) Mit neutralem Öl beträufeln und backen, bis alles gar ist oder bis die Innentemperatur 145 °C erreicht. Aus dem Ofen nehmen und die Limettenschale gleichmäßig darüber streuen. Brechen Sie den Fisch für Tacos in große Stücke und legen Sie ihn zum Zusammenstellen beiseite.

d) Gekochten Reis mit blauer Spirulina, Koriander, Limettensaft, einem Schuss neutralem Öl sowie Salz und Pfeffer vermischen. Mischen, bis alles gleichmäßig vermischt ist, abschmecken und zum Taco-Zusammenstellen beiseite stellen.

e) Alle Crema-Zutaten in einer kleinen Schüssel vermischen und für die Taco-Zusammensetzung im Kühlschrank abkühlen lassen.

f) Auf jede blaue Maistortilla eine kleine Kugel blauen Reis geben. Mit etwas zerkleinertem Kohl, einigen Fischstücken, einem Klecks blauer Crema und einer Prise zerstoßener blauer Mais-Tortillachips belegen.

32. Blaues Risotto mit weißem Fisch

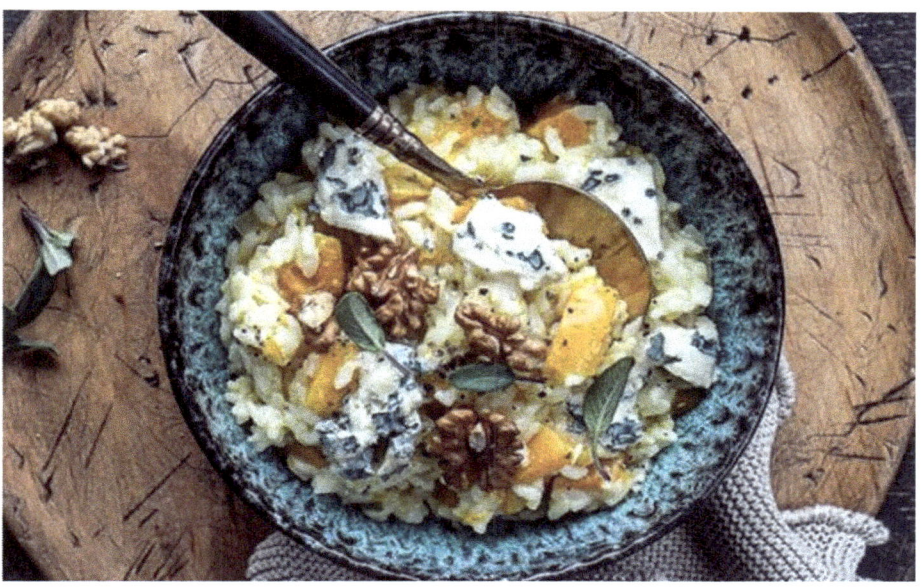

Ergibt: 2 Portionen

ZUTATEN:
- 180g Acquerello-Reis
- 150g Branzino
- 1 Esslöffel getrocknete Jakobsmuscheln
- 3 Teelöffel Bio-Blau-Spirulina-Pulver
- 1 Frühlingszwiebel
- Natives Olivenöl extra
- Schwarzer Pfeffer
- Meersalz
- Bio-Küche

ANWEISUNGEN

a) Die getrockneten Jakobsmuscheln 25–30 Minuten in frisch gekochtem Wasser einweichen. Gießen Sie das Wasser und die getrockneten Jakobsmuscheln in einen kleinen Topf und erhitzen Sie ihn vor.

b) Die Frühlingszwiebel in Scheiben schneiden und mit nativem Olivenöl extra in einem Topf köcheln lassen. Sobald das Öl warm ist und die Frühlingszwiebel zu brutzeln beginnt, geben Sie den Reis hinzu und rösten Sie ihn einige Minuten lang.

c) Gießen Sie kleine Mengen des Wassers mit den getrockneten Jakobsmuscheln in den Topf mit dem Reis und rühren Sie weiter. Machen Sie dies drei Viertel der Reiskochzeit lang weiter.

d) Mit Meersalz und schwarzem Pfeffer würzen. Fügen Sie den Branzino hinzu und rühren Sie einige Minuten lang weiter. Fügen Sie dabei Wasser hinzu, um zu verhindern, dass der Reis am Topf kleben bleibt.

e) Stellen Sie sicher, dass Sie die richtige Menge Wasser hinzufügen, damit das Risotto cremig wird.

f) Geben Sie 3 Teelöffel blaues Spirulina-Pulver in ein Glas mit 100 g Wasser und verrühren Sie, bis das Pulver vollständig vermischt und glatt ist. Geben Sie das blaue Wasser zum Risotto und vermischen Sie alles.

g) Sobald das Risotto fertig gekocht ist, fügen Sie nach Belieben Meersalz und frisch gemahlenes Salz hinzu und beträufeln Sie es mit etwas nativem Olivenöl.

33. Meereskrempe mit Reis und Spirulina

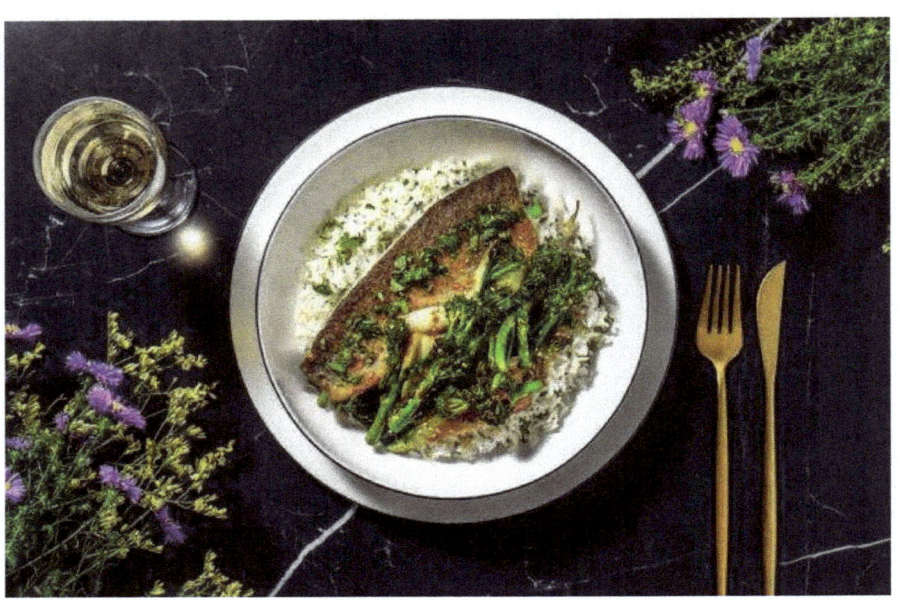

Macht: 2

ZUTATEN
- 4 Meereskrempen
- 2 Tassen Reis
- ½ Teelöffel Spirulina
- Salz
- Pfeffer
- Olivenöl
- Dill, zum Garnieren
- Granatapfel zum Garnieren

ANWEISUNGEN
a) Den Reis in einem Topf mit reichlich Salzwasser zum Kochen bringen.
b) Nach etwa 10 Minuten abseihen und fertig.
c) Während der Reis kocht, erwärmen Sie eine antihaftbeschichtete Pfanne und beträufeln Sie sie mit etwas Olivenöl.
d) Die Fischfilets grillen, dabei die Haut zuerst auf den Boden legen.
e) 4-5 Minuten grillen und auf die andere Seite wenden.
f) Schalten Sie nach 2 Minuten das Feuer aus und lassen Sie den Fisch weitere 5 Minuten auf dem Herd.
g) Nehmen Sie es vom Feuer und legen Sie es auf die Seite.
h) Sobald der Reis fertig und noch heiß ist, streuen Sie etwas Spirulina-Pulver darüber und vermischen Sie es leicht mit einer Gabel, sodass es überall verteilt wird und Ihr gesamter Reis jetzt gefärbt ist.
i) Mit etwas frischem Dill und etwas Granatapfel garniert servieren.

34. Gebratener Reis mit Spirulina -Gemüse

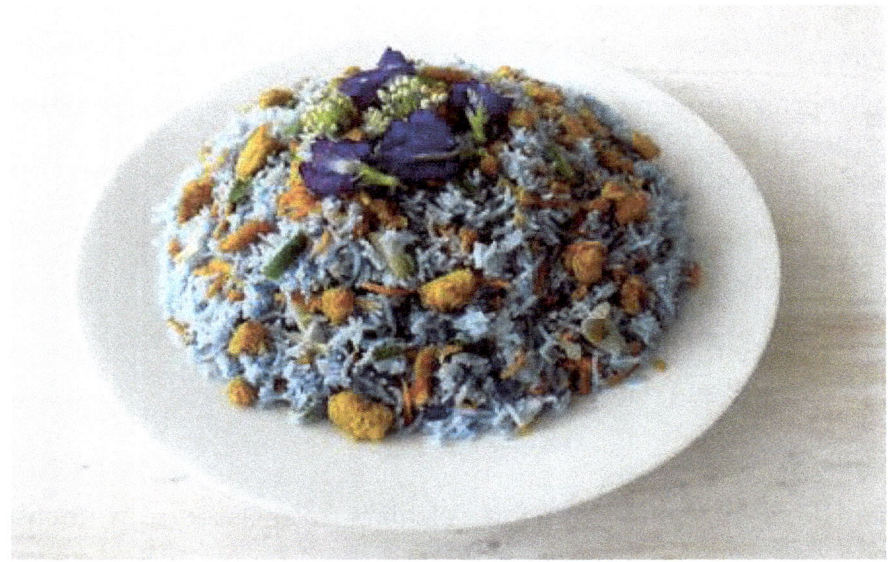

Ergibt: 2-3 Portionen

ZUTATEN:
- 1 Tasse ungekochter Rundkornreis ergibt 3 Tassen gekochten
- 1 Tasse Wasser
- ¼ Teelöffel blaues Spirulina-Pulver
- 2 Esslöffel Öl
- ¾ Teelöffel Salz und Pfeffer

GEMÜSE:
- 1 Zwiebel, gewürfelt
- 2 Knoblauchzehen, gehackt
- ½ Tasse Mais
- ½ Tasse Erbsen
- ½ Tasse gewürfelte Karotten

GEHACKTER GRÜN
- 1 rote Paprika, gewürfelt
- 1 Tasse gehackter Rotkohl

ANWEISUNGEN:
a) Waschen Sie den Reis zwei- bis dreimal unter fließendem Wasser. In einem Reiskocher Wasser, gewaschenen Reis und blaues Spirulina-Pulver hinzufügen.
b) Kochen lassen und dann 15 Minuten abkühlen lassen. Das Kühlen des Reises verhindert, dass er beim Braten zu klebrig und matschig wird!
c) In einer großen Pfanne oder Pfanne 2 Esslöffel Öl erhitzen. Die gehackte Zwiebel und den Knoblauch dazugeben. Anbraten, bis der Knoblauch gar ist und leicht braun ist. Restliches Gemüse dazugeben. Mit ¾ Teelöffel Salz oder nach Geschmack und etwas Pfeffer würzen. Den abgekühlten Reis untermischen.
d) 3 bis 4 Minuten bei mittlerer Hitze kochen lassen.
e) Servieren und genießen!

35. Spirulina- Knödel

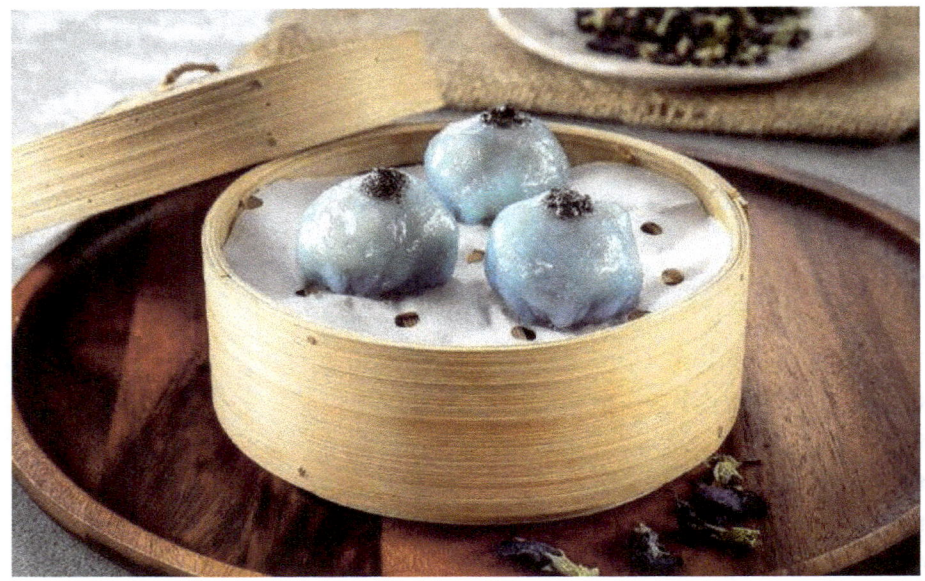

ZUTATEN:
VERPACKUNGEN:
- 2 Tassen Allzweckmehl
- 1 Tasse kochendes Wasser
- ½ Teelöffel blaues Spirulina-Pulver, gelöst in 1 Teelöffel Wasser
- 1 Teelöffel Rosensalz

FÜLLUNG:
- 100 g Enoki-Pilz
- 70 g geraspelte Karotte
- 25 g rehydrierter und zerkleinerter schwarzer Pilz
- 100g Kohl
- ½ Esslöffel frischer größerer Ingwer
- 2 Teelöffel gehackter Knoblauch
- 2 Teelöffel Maisstärke
- ½ Teelöffel gemahlener Pfeffer
- 1 Esslöffel geröstetes Sesamöl
- ¼ Teelöffel Rosensalz

ANWEISUNGEN:
a) In einer Küchenmaschine Mehl, Salz und Wasser hinzufügen und verkneten, bis ein glatter Teig entsteht. Die Hälfte des Teigs aus dem Mixer nehmen und beiseite stellen. Spirulina-Pulver in den halben Teig geben und weiter kneten, bis alles gut vermischt ist. Den Teig 20 Minuten ruhen lassen.

b) 2 Tassen Wasser zum Kochen bringen, Enoki-Pilze hinzufügen und 2 Minuten kochen lassen. Streuen Sie 2 Prisen Salz auf den Kohl und vermischen Sie ihn gut mit den Händen. Lassen Sie dies einige Minuten lang einwirken. Überschüssiges Wasser ausdrücken. Sesamöl in eine Pfanne geben und bei mittlerer Hitze erhitzen, bis es heiß ist. Knoblauch und Ingwer hinzufügen. Ein paar Mal umrühren, um den Duft freizusetzen. Karotte und schwarzen Pilz dazugeben, umrühren und 1 Minute kochen lassen.

c) Fügen Sie den Kohl und die Enoki-Pilze hinzu, kochen Sie und rühren Sie eine weitere Minute lang um. Salz, Pfeffer und aufgelöste Maisstärke hinzufügen und rühren, bis die gesamte Flüssigkeit verdampft ist. Zum Abkühlen auf einen großen Teller geben.

d) Die Knödel füllen und verschließen. Das Öl in einer großen Bratpfanne bei mittlerer Hitze erhitzen. Die Knödel mit der flachen Seite nach unten ca. 2 Minuten braten, bis sich am Boden eine goldene Kruste bildet. Fügen Sie ¼ Tasse Wasser hinzu, decken Sie es sofort mit einem Deckel ab und lassen Sie die Knödel 8 Minuten lang im Dampf garen, oder bis das gesamte Wasser verdampft ist.

e) Nehmen Sie den Deckel ab und lassen Sie die Knödel noch eine Minute kochen, bis sie sich leicht vom Pfannenboden lösen.

SALAT

36. Spirulina-Meeressalat

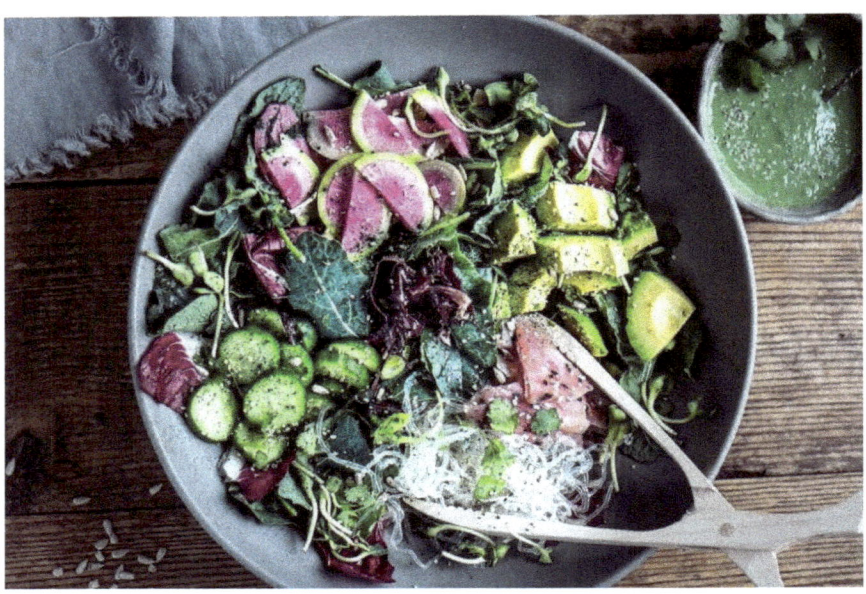

Ergibt: 3-4

ZUTATEN:
- ¼ Tasse Dulse-Bänder, in Wasser eingeweicht
- 4 Unzen Babykohl
- 1 türkische Gurke, in Scheiben geschnitten
- 1 Avocado, gewürfelt oder in Scheiben geschnitten
- 1–2 Frühlingszwiebeln
- 1 Tasse Kelp-Nudeln
- 1-2 Wassermelonen-Radieschen, in dünne Scheiben geschnitten
- Geräuchertes Ahi, geräucherter Lachs, gebackener oder geräucherter Tofu, Edamame

GARNIERUNG:
- Sonnenblumensprossen
- Hanfsamen oder Sonnenblumenkerne
- Koriander oder essbare Blütenblätter

SPIRULINA-Dressing:
- ¼ Tasse Wasser
- ⅓ Tasse Olivenöl
- ¼ Tasse Hanfsamen
- 3 Esslöffel Apfelessig
- 1 Knoblauchzehe
- ¾ Teelöffel Salz
- ¼ Teelöffel gebrochener Pfeffer
- ½ Tasse Koriander
- 1 Teelöffel Spirulina, mehr nach Geschmack

ANWEISUNGEN

a) Die Dulse-Bänder in einer kleinen Schüssel mit Wasser 15 Minuten lang oder bis sie weich sind einweichen

b) Machen Sie das Spirulina-Dressing – geben Sie alles außer Koriander und Spirulina in einen Mixer und mixen Sie es eine Minute lang, bis es cremig und glatt ist. Koriander und Spirulina dazugeben und mixen, bis alles gut vermischt und glatt ist.

c) Geben Sie die Salatzutaten in eine Schüssel – zuerst das Gemüse, dann Gurke, Avocado, Frühlingszwiebeln, Seetangnudeln, Radieschen, abgetropftes Dulse und das Protein Ihrer Wahl.

d) Mit etwas Dressing vermengen, gerade genug, um es zu bedecken.

e) Mit Samen und Sprossen garnieren.

37. Spirulina-Zucchini-Nudelsalat

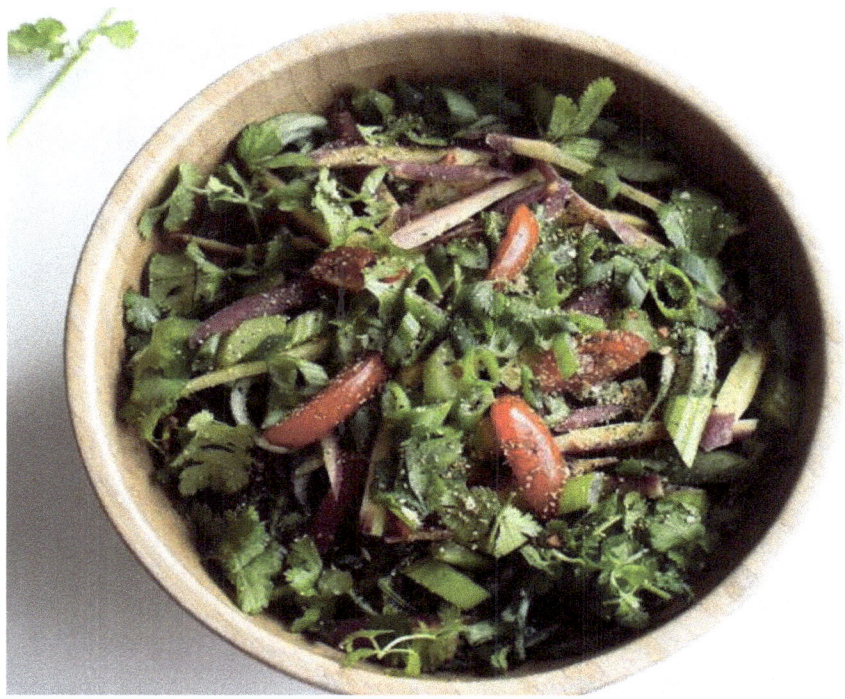

Ergibt: 1 Salat

ZUTATEN:
- 1 kleine bis mittelgroße Zucchini
- 2 Selleriestangen, gehackt
- 1 Karotte, gehackt
- 6 Traubentomaten, geviertelt
- 1 Frühlingszwiebel, gehackt
- 1 Teelöffel Spirulina
- Saft einer halben Zitrone
- 1 Teelöffel natives Olivenöl extra oder ¼ Avocado
- Knoblauchpulver und/oder Mrs. Spritzen Sie nach Geschmack
- 1 Esslöffel Nährhefe
- Prise Salz

ANWEISUNGEN
a) Zucchini in Streifen schneiden oder schälen. Mit Gewürzen, Spirulina, Nährhefe, nativem Olivenöl extra, Zitronensaft und Salz vermengen.
b) Mit restlichem Gemüse belegen.

38. Grünkohl-, Apfel- und Pekannusssalat mit Spirulina-Dressing

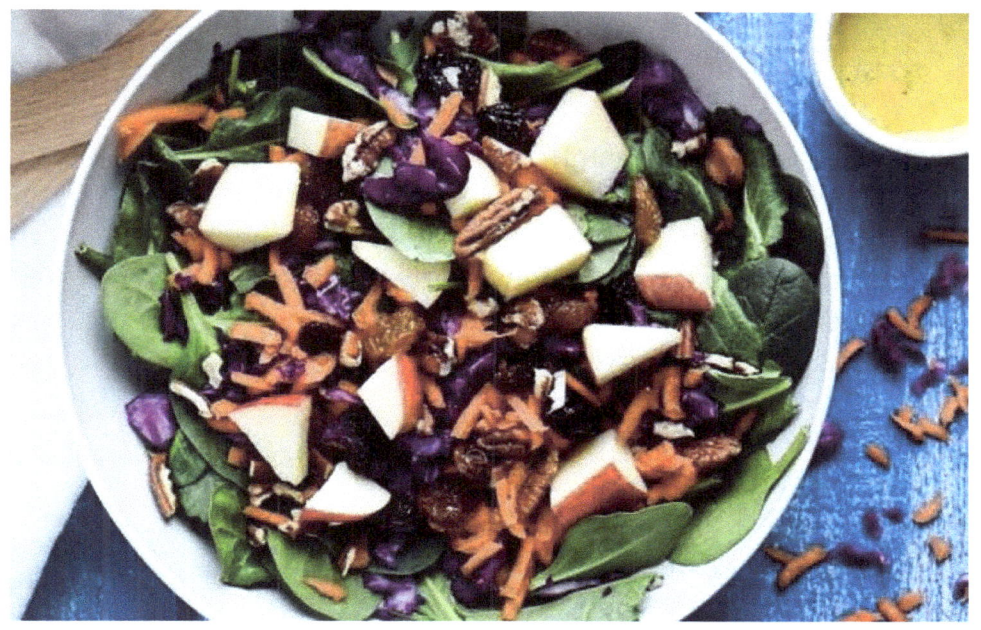

Ergibt: 4 Portionen

ZUTATEN:
SALAT
- 1 kleine Schachtel gemischtes Bio-Gemüse
- 1 Bund Grünkohl
- 1-2 Stück Äpfel – in mundgerechte Stücke schneiden
- ½ Tasse geröstete oder dehydrierte Pekannüsse

SPIRULINA-HANF-Dressing
- ¼ Tasse kaltgepresstes Olivenöl
- ½ Zitronensaft
- ¼ Tasse Hanfsamen
- 1 Teelöffel Spirulina
- 1 Esslöffel roher Apfelessig
- 3 Esslöffel Agave
- 1 Knoblauchzehe
- eine Prise Himalaya-Meersalz

ANWEISUNGEN:
a) Alle Salatzutaten vermengen.
b) Alle Zutaten für das Dressing in einen Mixer geben, bis alles gut vermischt ist.
c) Auf den Salat gießen. Den Rest im Kühlschrank in einer Glasflasche oder einem luftdichten Behälter aufbewahren.

39. Spirulina-Spinat-Salat

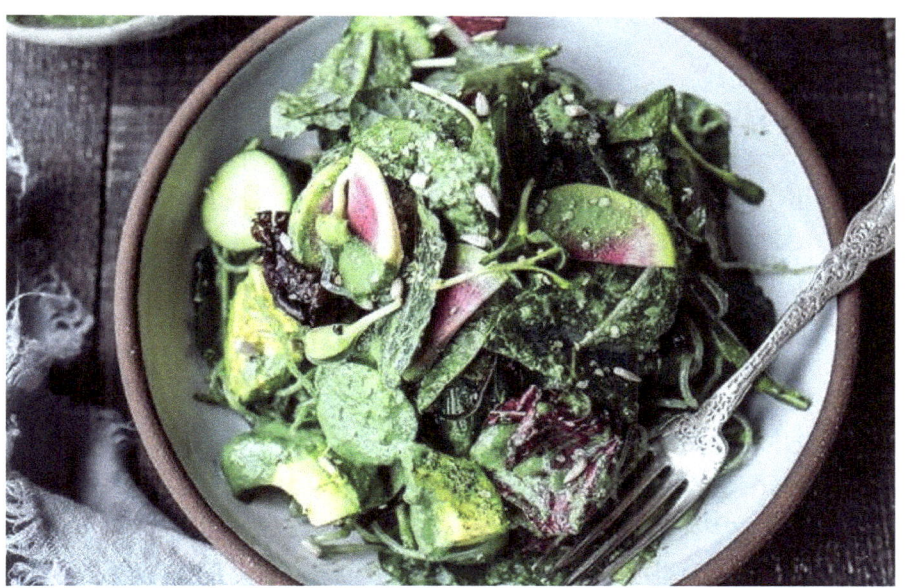

Ergibt: 4 Portionen

ZUTATEN:
- 2 große Schüsseln mit Babyspinatblättern
- 1 große gewürfelte Tomate
- 1-2 reife Avocados
- 2 Handvoll Sonnenblumen- oder Kleesprossen
- ½ Teelöffel Spirulina-Pulver zu Beginn
- Spritzer Olivenöl
- Meersalz nach Geschmack

ANWEISUNGEN:

a) Spinat in eine Schüssel geben und Tomate, Avocado und Sprossen hinzufügen.

b) Beginnen Sie mit einem halben Teelöffel Spirulina-Pulver, einem Spritzer Olivenöl und etwas Salz.

40. Spirulina-Tofu-Salat

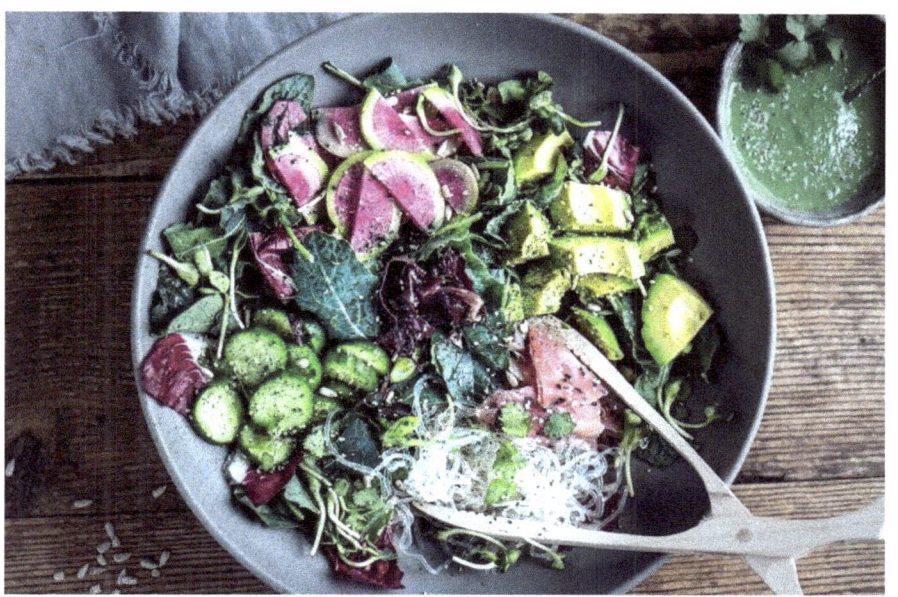

Ergibt: 4 Portionen

ZUTATEN:
- 8 Unzen fester Tofu
- 1 Paprika
- 2 mittelgroße Tomaten
- 1 mittelgroße Zucchini
- 1 mittelgroße geriebene Karotte
- 2 Selleriestangen
- 2 Frühlingszwiebeln, fein gehackt
- 1 Esslöffel Tamari- oder Sojasauce
- Großzügige Prise Basilikum, Thymian und Majoran
- Peperonisauce oder Cayennepfeffer
- 1 gehäufter Teelöffel Spirulina

ANWEISUNGEN:
a) Alle Zutaten miteinander vermischen.
b) Fast jede Kombination aus rohem Gemüse kann in einen Tofu-Salat gegeben werden.

SUPPEN UND EINTÖPFE

41. Erbsensuppe mit Spirulina

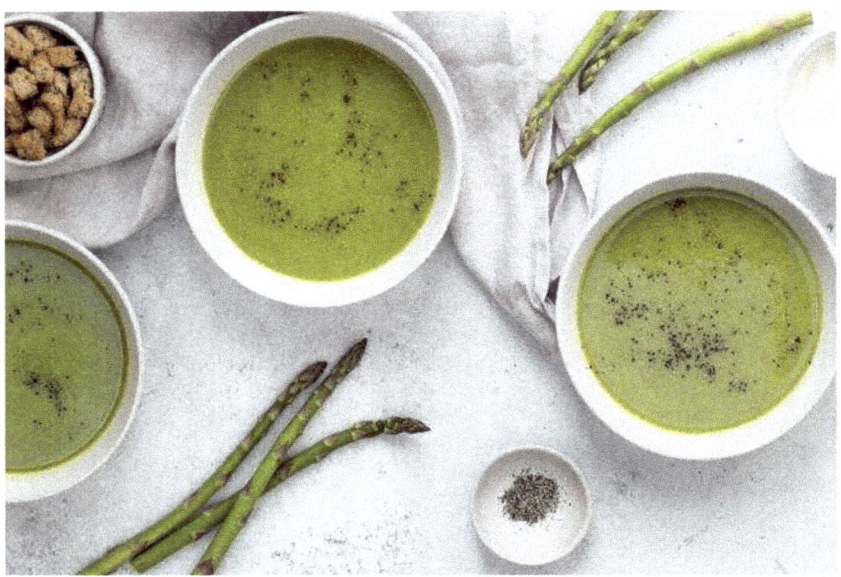

Ergibt: 2 Portionen

ZUTATEN:
- 1 Zwiebel
- 1 Teelöffel Spirulina
- 1 Spritzer Olivenöl
- 1 Tasse Erbsen
- ½ Tasse Kokosmilch
- 1 Teelöffel Kurkuma
- 1 Teelöffel frisch geriebener Ingwer
- Schale einer Zitrone
- Prise Salz und gehackter Koriander

ANWEISUNGEN:
a) Die Zwiebel mit Olivenöl, Ingwer und Kurkuma leicht anbraten.
b) Die Erbsen hinzufügen und bei schwacher Hitze weiterkochen, bis die Erbsen weich sind.
c) Geben Sie die Kokosmilch und etwas Wasser hinzu, so dass die Erbsen gerade bedeckt sind.
d) Lassen Sie es abkühlen und mixen Sie es, schließlich fügen Sie Spirulina hinzu.
e) Passen Sie Salz und Konsistenz mit etwas Wasser oder, wenn Sie mehr Kokosmilch bevorzugen, an. Mit gehacktem Koriander und Limettenschale servieren.

42. Super-Kokosnuss-Suppe und Spirulina-Suppe

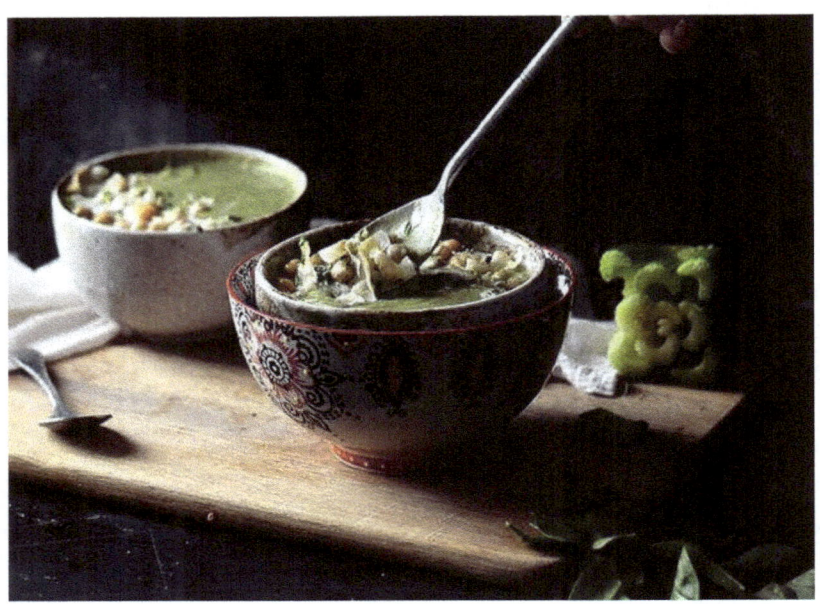

Macht: 5-6

ZUTATEN:
- 1 Teelöffel Fenchelsamen
- 1 Teelöffel Kümmel
- 2 Zoll Ingwer, gehackt
- 3 Knoblauchzehen, gehackt
- 1 große weiße Zwiebel, grob gehackt
- 2 Stangen Sellerie, grob gehackt
- 1 Kopf Brokkoli
- 1 Zucchini/Zucchini, gehackt
- 1 Apfel, geschält und gehackt
- 2 abgepackte Tassen Spinat
- 3 Tassen Gemüsebrühe
- 1 Teelöffel Meersalz
- 1 Teelöffel Pfeffer
- 2 Teelöffel Spirulina
- 1 Esslöffel Limettensaft

ANWEISUNGEN:
a) 1 Esslöffel Olivenöl in einem großen Topf auf mittlerer Stufe erhitzen, Kümmel und Fenchelsamen dazugeben und erhitzen, bis sie zu platzen beginnen.
b) Geben Sie die Zwiebeln in die Pfanne und kochen Sie sie etwa 3 Minuten lang oder bis sie glasig sind.
c) Den Knoblauch und den Ingwer dazugeben und 30 Sekunden lang weiterbraten, damit es duftet.
d) Sellerie und Brokkoli dazugeben, alles verrühren und 1 Minute kochen lassen, bevor man Apfel, Zucchini, Salz, Pfeffer und Gemüsebrühe hinzufügt.
e) Bringen Sie die Brühe zum Kochen und lassen Sie sie dann auf kleiner Flamme köcheln. Etwa 10 Minuten köcheln lassen oder bis das Gemüse weich ist.

f) Geben Sie die Kokosmilch hinzu und lassen Sie es erneut köcheln.

g) Den Spinat dazugeben, unterrühren und 1 Minute kochen lassen, bis er zusammengefallen und leuchtend grün ist.

h) Vom Herd nehmen und Limettensaft und Spirulina unterrühren.

i) In einen Mixer geben und auf hoher Stufe pürieren, bis eine glatte Masse entsteht! Mit Croutons, gerösteten Kichererbsen oder Kokosflocken belegen

43. Spirulina-Blumenkohlcremesuppe

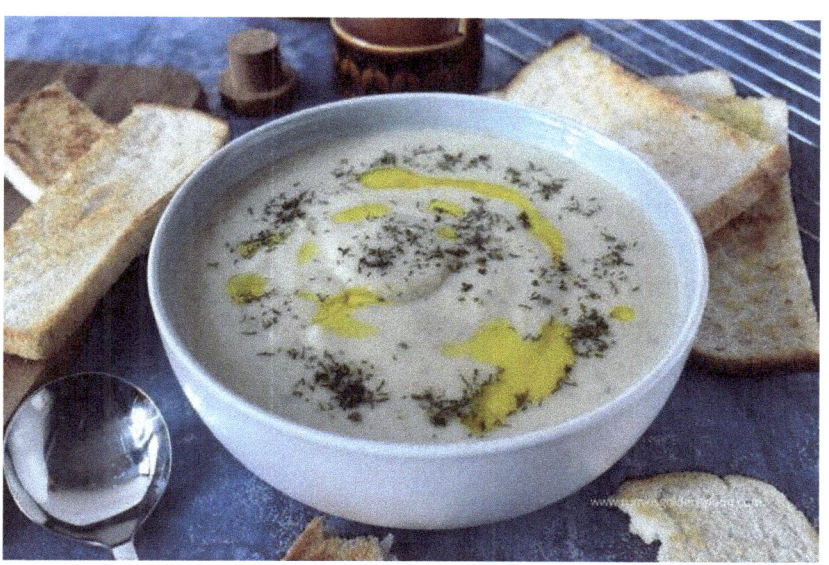

Ergibt: 2 Portionen

ZUTATEN:
- 1 Esslöffel Sesam-, Kokos- oder Traubenkernöl
- ½ gelbe Zwiebel oder Fenchelknolle
- 2 Knoblauchzehen, gehackt
- 1 großer Blumenkohlkopf, gehackt
- 1 Liter Gemüsebrühe
- ¼ Tasse rohe, ungesalzene Cashewnüsse
- 1 Teelöffel blaue Spirulina
- ½ Teelöffel Meersalz, plus mehr nach Geschmack
- 2 Esslöffel Hanfsamen zum Garnieren

ANWEISUNGEN:
a) In einem großen Topf oder Schmortopf Öl bei mittlerer Hitze erhitzen. Zwiebel und Knoblauch hinzufügen und 3 Minuten anbraten, bis sie leicht braun sind. Blumenkohl hinzufügen und eine weitere Minute anbraten.
b) Fügen Sie Gemüsebrühe hinzu und erhöhen Sie die Hitze, um es zum Kochen zu bringen. Sobald der Blumenkohl kocht, die Hitze reduzieren und ohne Deckel 20–30 Minuten köcheln lassen, bis der Blumenkohl weich ist.
c) Die Suppe vom Herd nehmen und auf warme Zimmertemperatur abkühlen lassen. Geben Sie die Suppe mit den Cashewnüssen in einen Mixer und mixen Sie sie 1 Minute lang auf höchster Stufe, bis sie glatt und cremig ist. Zum Schluss blaue Spirulina hinzufügen und kurz mixen. Nach Geschmack Salz einrühren.
d) Mit Hanfsamen garniert servieren.

44. Romanesco-Cremesuppe mit Grünkohl und Spirulina

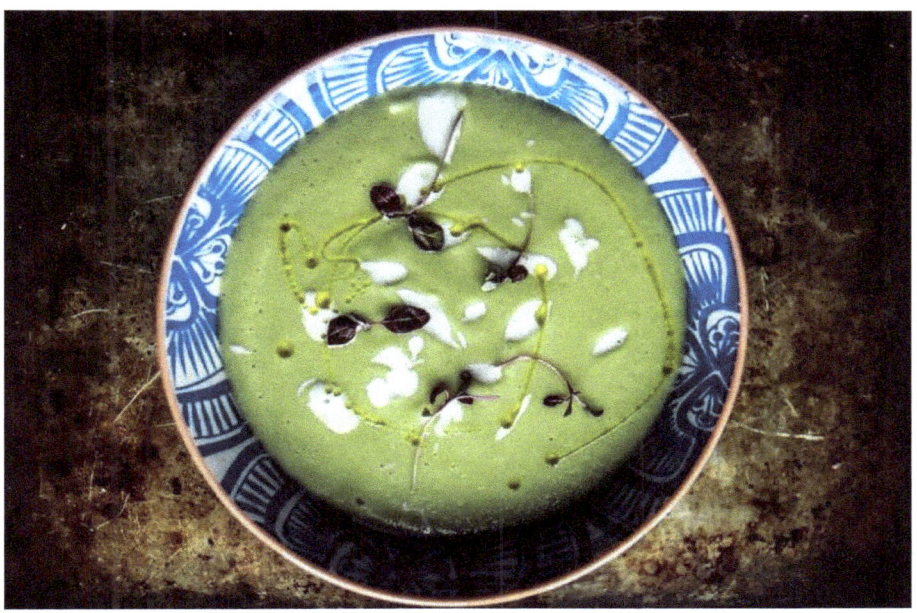

Ergibt: 4 Portionen

ZUTATEN:
- 1 Romanik
- 2 oder 3 grüne oder violette Grünkohlblätter
- 1 Zwiebel
- 1 Knoblauchzehe
- 3 EL Haferflocken
- 1 EL pulverisiertes Spirulina
- 2 EL Zitronensaft
- Zitronenschale
- Salz, weißer Pfeffer und natives Olivenöl extra
- Lauchsprossen zum Dekorieren und für eine knusprige Note

ANWEISUNGEN
a) Schneiden Sie die Romanesco-Blüten in Stücke und spülen Sie sie vorsichtig mit einem Sieb unter fließendem Wasser ab.
b) Entfernen Sie den Stiel von den Grünkohlblättern und schneiden Sie sie in 2,5 cm große Stücke.
c) Die Zwiebel schälen und würfeln.
d) Die Knoblauchzehe zerdrücken, schälen und in Scheiben schneiden.
e) Die Zwiebel anbraten, bis sie durchsichtig ist.
f) Den Grünkohl hinzufügen und weitere 3-4 Minuten kochen lassen.
g) Die Romanesco-Blüten und die 3 Esslöffel Haferflocken dazugeben und mit Wasser bedecken.
h) Mit Salz und Pfeffer würzen und 5 Minuten kochen lassen.
i) Vom Herd nehmen, den Zitronensaft und das Spirulina-Pulver hinzufügen und pürieren, bis eine feine Konsistenz entsteht.
j) Mit Lauchsprossen dekorieren und die Zitronenschale darüber reiben,

45. Kürbis-Ingwer-Cremesuppe mit Spirulina-Topping

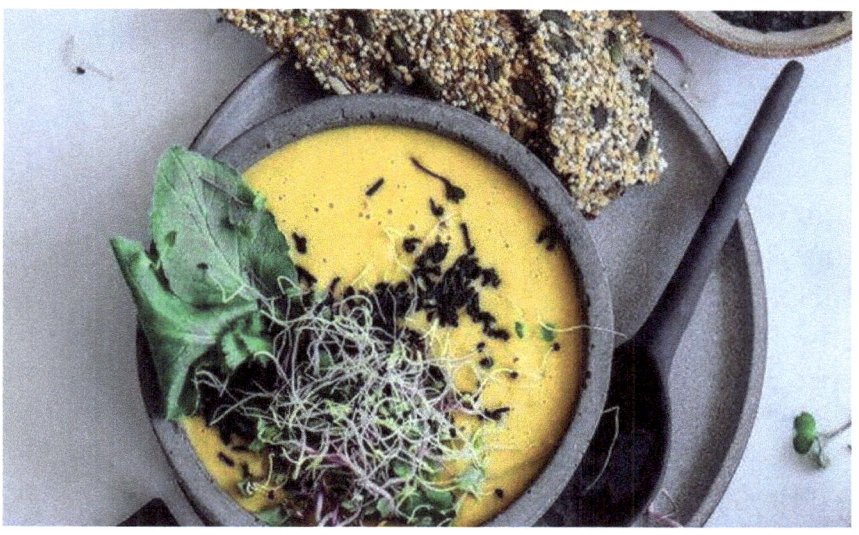

Ergibt: 2 Portionen

ZUTATEN:
- 1 kg Kürbis
- 1 Zwiebel
- 1 Lauch
- 1 Scheibe Ingwer
- 1 Liter Gemüsebrühe
- 1 Liter Gemüsebrühe
- 1 Teelöffel Kurkuma
- 1 Prise Pfeffer
- 1 Prise Salz
- 1 Teelöffel Spirulina, knusprig

ANWEISUNGEN
a) Zwiebel, Lauch und Ingwer hacken und in Öl anbraten.
b) Wenn die Zutaten gar sind, den Kürbis dazugeben und mit den Gewürzen Kurkuma, Salz und Pfeffer anbraten.
c) Die Gemüsebrühe hinzufügen und bei mittlerer Hitze 20 Minuten kochen, bis der Kürbis gar ist.
d) Alles zerdrücken.
e) Servieren Sie die Toppings: knusprige Spirulina, Sesamöl und grüne Blätter.

NACHTISCH

46. Blauer Chia-Pudding

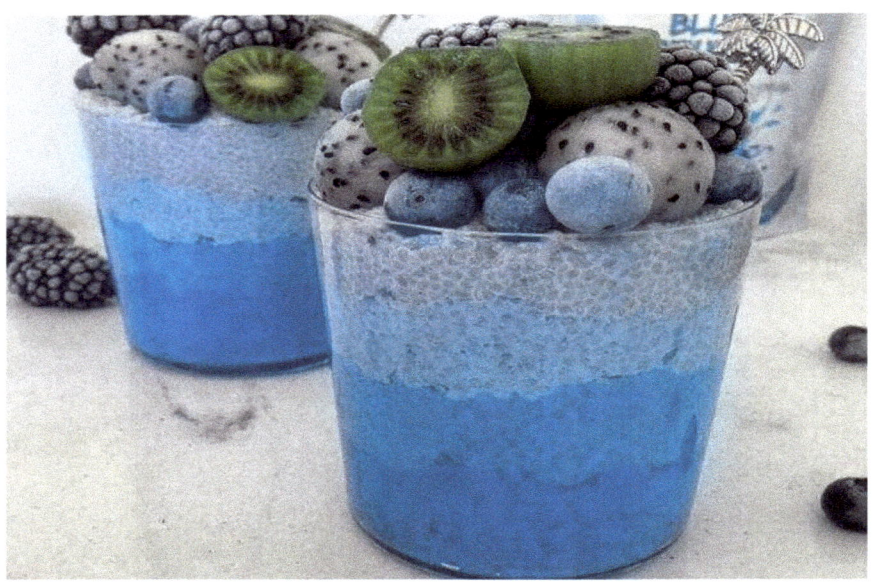

Ergibt: 2 Portionen

ZUTATEN:
- 1 Tasse Mandelmilch
- 3,5 Esslöffel weiße Chiasamen
- 1-2 Esslöffel Ahornsirup
- 1 Teelöffel Vanilleessenz
- 1 Teelöffel blaues Spirulina-Pulver

ANWEISUNGEN:
a) Chiasamen, Ahornsirup, Vanilleessenz und Mandelmilch in ein Glas geben. Aufsehen
b) Alles vermengen und alle 2-3 Minuten weiterrühren, bis eine geleeartige Konsistenz entsteht
c) Konsistenz.
d) Mischen Sie in drei separaten Schüsseln 2 Esslöffel Kokosjoghurt mit blauer Spirulina
e) Pulver für:
f) Die oberste Schicht besteht aus reinem Chiasamen-Pudding.
g) Die hellste blaue Schicht besteht aus ⅓ eines Teelöffels blauem Spirulina-Pulver
h) Mittlere Schicht ½ Teelöffel blaues Spirulina-Pulver
i) Dunklere Schicht: 1 Teelöffel blaues Spirulina-Pulver
j) ¼ der Chiasamenmischung zu jedem blauen Kokosjoghurt geben und verrühren.
k) Das Glas schichten. Bewahren Sie das Glas im Kühlschrank auf.

47. Spirulina-Eis am Stiel

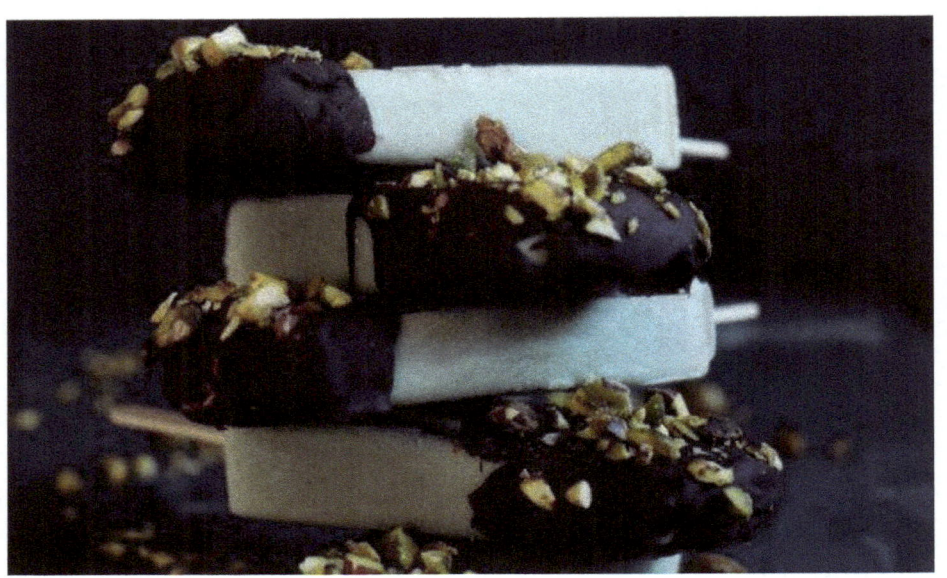

Macht: 8

ZUTATEN:
- 1 ½ Tassen milchfreie Milch
- 1 Tasse grüne Weintrauben
- 2 Esslöffel Limettensaft
- 2 Esslöffel Ahornsirup mehr oder weniger nach Geschmack
- 1 Esslöffel grünes Spirulina-Pulver
- 1 Esslöffel Baobab-Pulver für zusätzlichen Immunschub mit Vitamin C und Zitrusgeschmack

ANWEISUNGEN:
Rühren Sie die Spirulina in 2 Esslöffel Wasser ein, um sie aufzulösen. Anschließend alle Zutaten in einen Mixer geben und glatt pürieren.
a) Testen Sie den Geschmack, um sicherzustellen, dass das Eis am Stiel nicht zu bitter, aber auch nicht zu süß ist. Zum Süßen mehr Limettensaft hinzufügen.
b) Fügen Sie Milch hinzu, wenn es zu dick ist. Sie möchten, dass es flüssig ist, damit das Eis am Stiel zu eisigen Eisstielen gefriert.
c) Nach dem Anpassen in Formen gießen. Stellen Sie die Form für etwa 30 Minuten in den Gefrierschrank und stecken Sie dann die Stäbchen hinein.
d) Die Eis am Stiel über Nacht einfrieren.
e) Aus den Formen zu lösen, ohne die Pops zu schmelzen, ist immer eine kleine Herausforderung, besonders bei eisigen Pops wie diesen.
f) Ich habe den Boden der Form unter heißes Wasser gehalten und daran gezogen. Machen Sie so weiter, bis ich alle Pops heraus habe.

48. Kokosnussblauer Spirulina-Himbeer-Käsekuchen

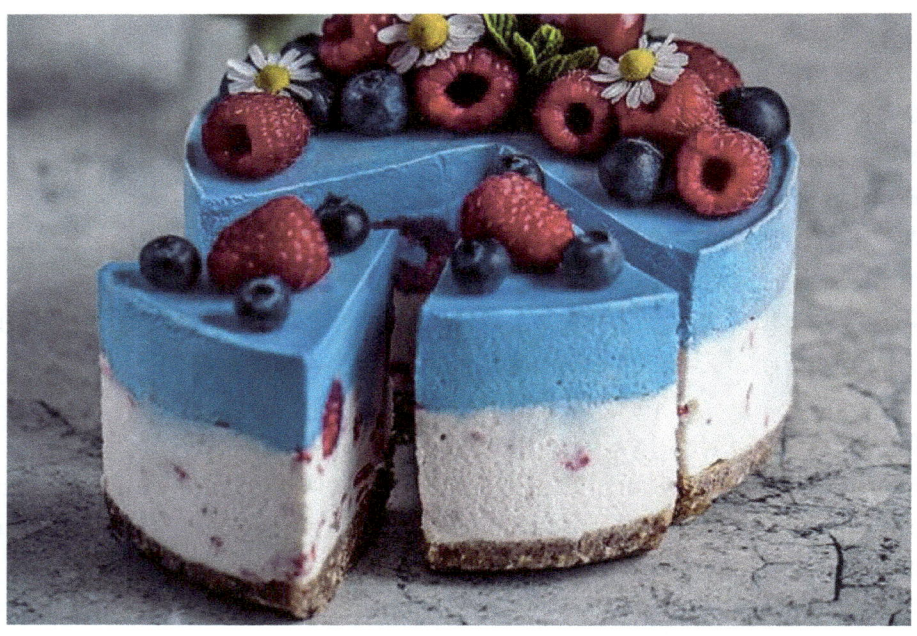

Macht: 6

ZUTATEN:

KRUSTE

- 80 g geröstete Mandeln
- 20 g Haferflocken gemahlen
- 70 g Datteln, zuvor mindestens 1 Stunde in Wasser eingeweicht

KOKOSNUSS-HIMBEER-SCHICHT

- 150 g Cashewnüsse, zuvor mindestens 4 Stunden eingeweicht
- 80 g Kokoscreme, die eingedickte Sahne aus einer Dose vollfetter Kokosmilch
- 3-4 Esslöffel Agave
- 2-3 Esslöffel Zitronensaft
- 2 Esslöffel Kokosöl
- 20 g Kokosraspeln
- 15 g getrocknete Himbeeren gehackt
- 100 g frische Himbeeren

BLAUE SPIRULINA-SCHICHT

- 110 g Cashewnüsse, zuvor mindestens 4 Stunden eingeweicht
- 50 g Kokoscreme, die eingedickte Sahne aus einer Dose vollfetter Kokosmilch
- 3 Esslöffel Agave
- 2 Esslöffel Kokosöl
- 2-3 Esslöffel Zitronensaft
- 1-2 Teelöffel blaues Spirulina-Pulver

ANWEISUNGEN:

KRUSTE

a) Den Boden einer Panettone-Form 12x10 cm mit Backpapier auslegen.

b) Mandeln, Haferflocken und abgetropfte Datteln in die Küchenmaschine geben und verarbeiten, bis die Mischung zusammenklebt. Süße anpassen.

c) Sobald alles vermischt ist und die Mischung schön klebrig ist, drücken Sie sie gleichmäßig auf den Boden der vorbereiteten Form. Stellen Sie die Kruste in den Kühlschrank, während Sie die Kokos-Himbeer-Schicht zubereiten.

KOKOSNUSS-HIMBEER-SCHICHT

d) Cashewnüsse abtropfen lassen und in einen Mixer geben. Kokoscreme, Agave, Zitronensaft und Kokosöl hinzufügen und auf hoher Stufe mixen, bis die Mischung cremig wird.

e) 20 g Kokosraspeln dazugeben und noch einmal kurz mixen, bis alles gut vermischt ist.

f) Frische und getrocknete Himbeeren vorsichtig mit einem Spatel unterheben.

g) Die Füllung über die Kruste gießen. Stellen Sie den Kuchen in den Gefrierschrank, während Sie die blaue Spirulina-Schicht zubereiten.

BLAUE SPIRULINA-SCHICHT

h) Cashewnüsse, Kokoscreme, Agave, Kokosöl und Zitronensaft auf höchster Stufe mixen, bis die Mischung cremig wird.

i) Blaues Spirulina-Pulver dazugeben und noch einmal kurz mixen, bis die gewünschte Farbe erreicht ist.

j) Gießen Sie die Mischung vorsichtig auf die erste Schicht.

k) Stellen Sie den Kuchen in den Gefrierschrank, damit er mindestens 4–5 Stunden fest wird.

l) Vor dem Servieren mit frischen oder gefrorenen Beeren belegen.

49. Spirulina-Eis

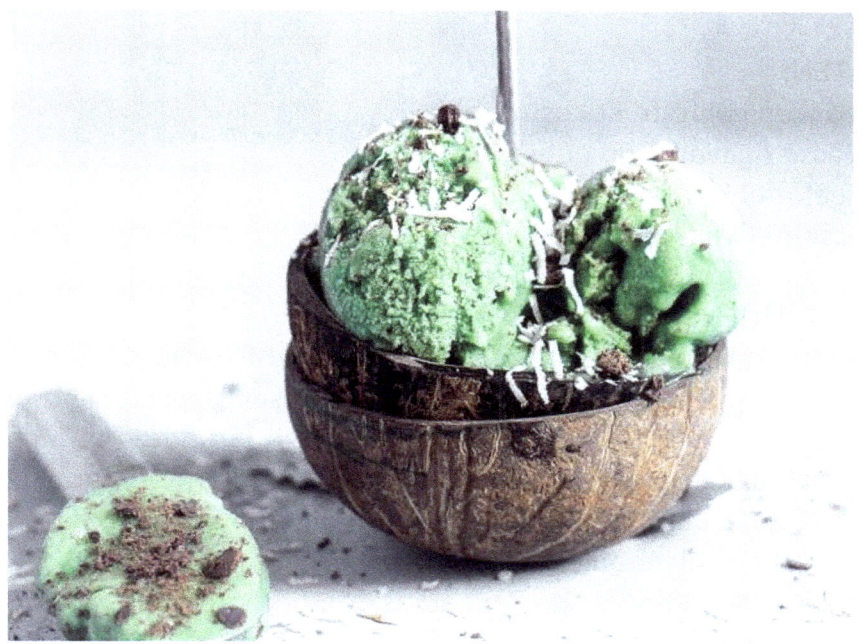

Ergibt: 2 Portionen

ZUTATEN:
- 14 Unzen vollfette Kokosmilch
- ¼ Tasse Agavensirup oder Ahornsirup
- 1 Teelöffel Spirulina
- 1 Esslöffel Kakaonibs

ANWEISUNGEN:
a) Alle Zutaten außer den Kakaonibs in einem Mixer vermischen.
b) Übertragen Sie die Mischung in eine Schüssel. Decken Sie es ab und stellen Sie es für mindestens 3-4 Stunden in den Gefrierschrank. Lassen Sie die Mischung vor dem Servieren 20 Minuten auftauen, damit Sie sie mit einem mittelgroßen bis großen Kekslöffel herauslöffeln können.
c) Vor dem Servieren einige Kakaonibs darüber streuen.

50. Gesunde Spirulina-Kekse

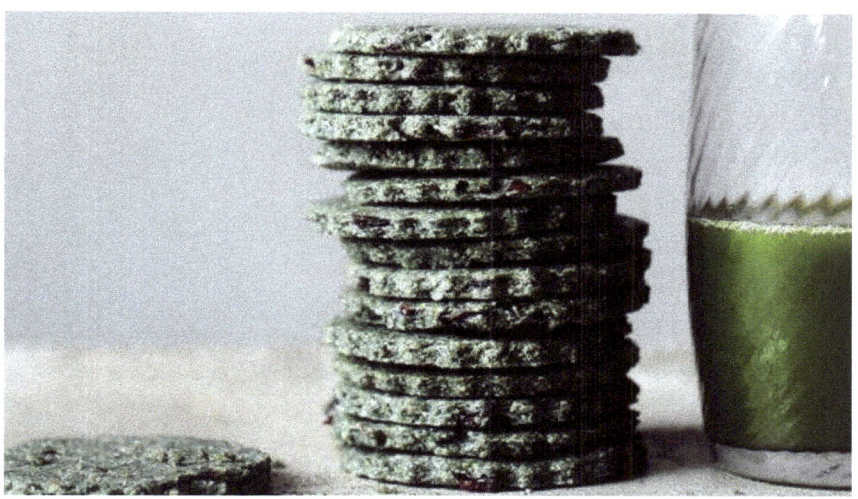

Ergibt: 8 Kekse

ZUTATEN:
- 1 Esslöffel Chiasamen
- 100 g vegane Butter
- 50 g Weißzucker
- 50 g brauner Zucker
- 1 Teelöffel Vanilleextrakt
- 100 g glutenfreies Mehl
- 10 g Maismehl
- ½ Teelöffel Backpulver
- 1,5 Esslöffel Spirulina-Pulver
- ¼ Teelöffel Salz
- 50 g weiße Schokolade oder Macadamianüsse

ANWEISUNGEN:
a) Backofen auf 200 °C / 350 °F / 160 °C Umluft vorheizen.
b) Machen Sie ein Chia-Ei, indem Sie zweieinhalb Esslöffel heißes Wasser zu Ihren Chiasamen geben, gut vermischen und beiseite stellen.
c) Schmelzen Sie Ihre Butter in einem Topf oder in der Mikrowelle. Den Zucker hinzufügen und glatt rühren.
d) Chia-Ei und Vanille zu Butter und Zucker geben und gut vermischen.
e) In einer großen Rührschüssel Mehl, Maisstärke, Backpulver, Spirulina und Salz sieben und vermischen, bis alles gut vermischt ist.
f) Die feuchte Mischung einfüllen und gut vermischen.
g) Die Schokoladenstücke unterheben.
h) 8 Kugeln formen und auf ein mit Backpapier ausgelegtes Backblech legen. Lassen Sie zwischen den einzelnen Kugeln etwa 4 cm Abstand.
i) 10 bis 12 Minuten backen, bis die Ränder knusprig werden.

51. Spirulina-Käsekuchen ohne Backen

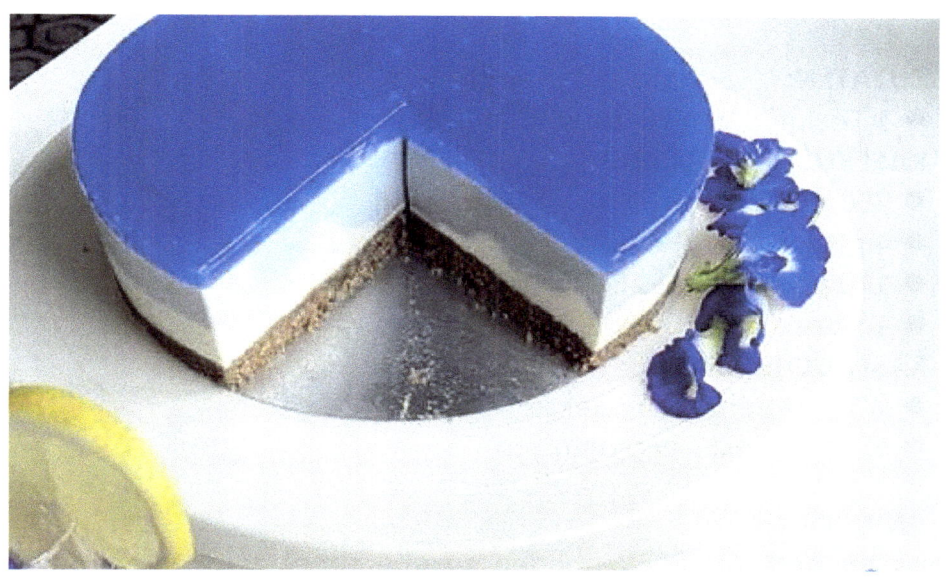

Ergibt: 6 Portionen

ZUTATEN:
- 1 Teelöffel Vanille- oder Mandelessenz

KÄSEKUCHENFÜLLUNG
- 750 g Seidentofu
- 4 g Agar-Agar-Pulver
- 170 g zuckerfreies Erythrit
- 1,5 Teelöffel Spirulina-Pulver

KÄSEKUCHENBASIS
- ½ Tasse Verdauungskekse
- 65 ml Kokosöl, geschmolzen

ANWEISUNGEN:
a) Um den Käsekuchenboden zuzubereiten, zerdrücken Sie die Verdauungskekse in einer Plastiktüte mit einem Nudelholz.
b) Dann die Kekskrümel in eine Schüssel geben, geschmolzenes Kokosöl hineingeben und gut vermischen.
c) Übertragen Sie die Keksmischung in die Käsekuchenform.
d) Drücken Sie die Krümel mit der Rückseite eines Löffels fest in den Boden, um sie zu verdichten und eine gleichmäßige Schicht zu bilden.
e) Kühlen Sie es dann eine Stunde lang im Kühlschrank oder frieren Sie es 30 Minuten lang ein, bis der Keksboden fest geworden und ausgehärtet ist.
f) In der Zwischenzeit den Seidentofu abspülen und abtropfen lassen, um das Salzwasser zu entfernen.
g) Den Tofublock in Würfel schneiden, in eine Küchenmaschine geben und pürieren, bis er glatt und cremig ist.
h) Geben Sie den gemischten Tofu in einen Topf und geben Sie das Agarpulver nach und nach hinein, um Klumpen zu vermeiden, und rühren Sie, bis es eingearbeitet ist.

i) Rühren Sie dann den Zucker oder Erythrit-Süßstoff für eine zuckerarme Variante hinzu, gefolgt von der Mandel- oder Vanilleessenz, falls Sie diese verwenden.

j) Bringen Sie die Tofu-Mischung leicht zum Kochen und lassen Sie sie bei schwacher Hitze 3 Minuten lang köcheln, um das Agar zu aktivieren.

k) Rühren Sie die Mischung während des Kochens um, damit sie nicht am Boden der Pfanne kleben bleibt und anbrennt.

l) Anschließend ein Drittel der Tofu-Creme über den kalten Keksboden löffeln.

m) Klopfen Sie die Kuchenform auf die Arbeitsplatte, um Luftblasen zu entfernen, und glätten Sie die Tofufüllung mit einem Spatel oder der Rückseite eines Löffels.

n) In einer kleinen Tasse das Spirulina-Pulver in etwas Tofucreme auflösen, bis keine Klümpchen mehr entstehen.

o) Dann die blaue Erbsenmischung in die restlichen zwei Drittel der Tofucreme einarbeiten.

p) Gut umrühren, bis eine einheitliche Blauschimmelkäsekuchencreme entsteht.

q) Gießen Sie die blaue Tofucreme vorsichtig über die weiße Tofuschicht.

r) Klopfen Sie die Kuchenform erneut auf die Arbeitsplatte, um Luftblasen zu entfernen, und glätten Sie die blaue Tofufüllung mit einem Spatel oder der Rückseite eines Löffels.

s) Wickeln Sie die Dose mit Frischhaltefolie ein und stellen Sie den Spirulina-Käsekuchen 2-3 Stunden lang oder bis die Füllung fest ist in den Kühlschrank.

t) Stellen Sie die Form auf ein hohes Glas, entriegeln bzw. lösen Sie den Kuchenformring und schieben Sie ihn vorsichtig nach unten.

u) Sobald der Spirulina-Käsekuchen gelöst ist, geben Sie ihn auf einen Servierteller, entfernen Sie den Boden der Kuchenform und garnieren Sie den Kuchen nach Ihren Wünschen.

52. Spirulina- Baiser-Körbe

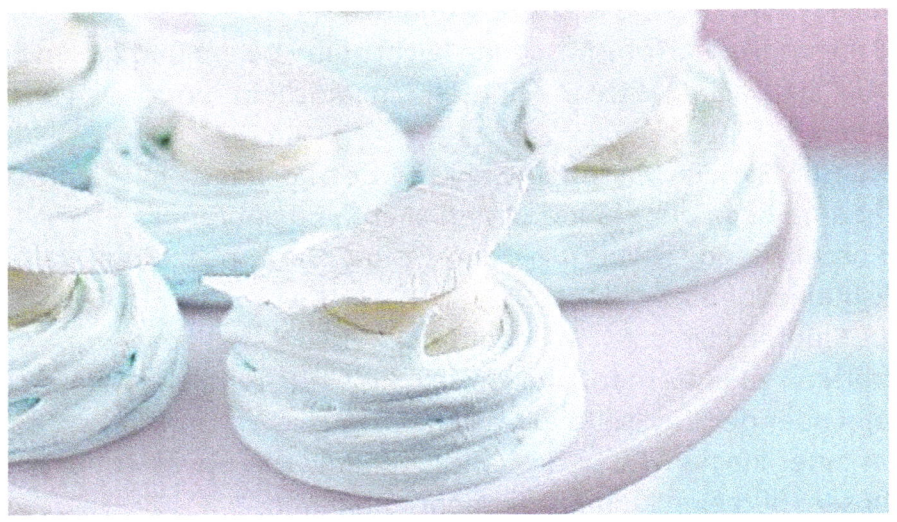

Macht: 11

ZUTATEN:
BAISER
- 3 Eiweiß
- 1 Zucker
- 1 Prise Salz
- 1 Esslöffel Zitronensaft
- 1 Esslöffel Spirulina-Pulver

FÜLLUNG
- 1 Tasse Sahne
- ¼ Tasse Puderzucker
- frisches Obst zum Garnieren

ANWEISUNGEN
a) Eiweiß in eine Rührschüssel geben. Überhaupt kein Eigelb. Baiser mag keine Öle; Daher beeinträchtigen etwaige Eigelb- oder Ölrückstände das Ergebnis.

b) Eiweiß verrühren, bis es weiß und schaumig ist.

c) Unter ständigem Rühren des Eiweißes langsam Zucker hinzufügen. Weißer Zucker bringt die leuchtende Farbe zum Vorschein und verleiht dem Baiser eine festere Konsistenz.

d) Zitronensaft und Spirulina-Pulver hinzufügen und verrühren, bis steife Spitzen entstehen.

e) Das Baiser in einen Spritzbeutel mit offener Sterntülle füllen. Baiserkörbchen auf ein mit Silikonmatte oder Backpapier ausgelegtes Backblech spritzen. Zuerst die kreisförmige Basis und oben drei Ringe aufspritzen. Baiser kann bei Raumtemperatur schmelzen, also schnell verarbeiten.

f) Backen Sie die Baiserkörbe etwa 3 Stunden lang bei 210 Grad Fahrenheit.

g) Überprüfen Sie mit einem Zahnstocher, ob das Baiser vollständig ausgetrocknet ist. Der Zahnstocher sollte trocken und sauber herauskommen.

h) Für die Füllung Sahne mit Puderzucker steif verrühren.
i) Die Baiserkörbchen mit der Sahne füllen und mit frischen Früchten dekorieren.

53. Spirulina-Eis

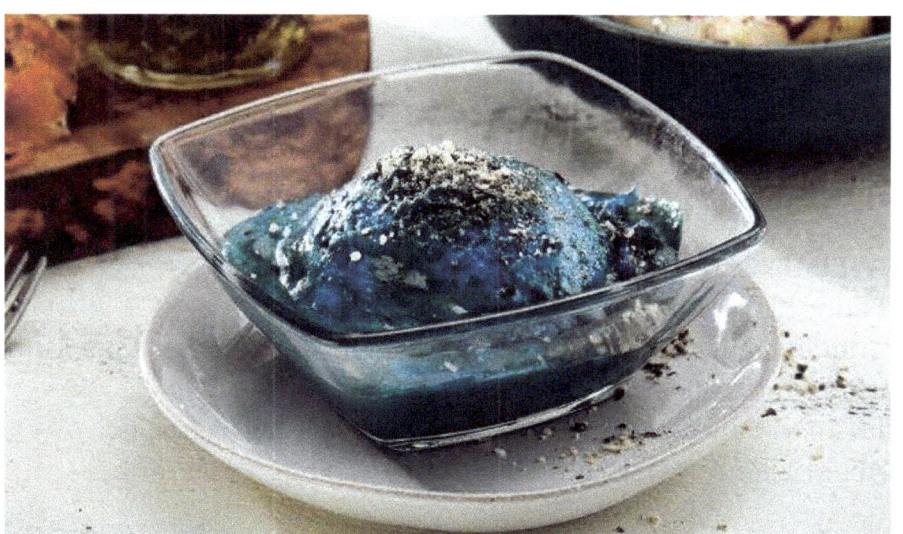

ZUTATEN:
- 600 ml eingedickte Sahne
- 1 Dose Kondensmilch
- 2 Teelöffel Spirulina-Pulver

ANWEISUNGEN

a) Sahne schlagen, bis sie eindickt.
b) Kondensmilch und blaues Erbsenpulver hinzufügen und weiter verrühren, bis alles gut vermischt ist.
c) In einen Behälter umfüllen und einfrieren, bis es fest ist.
d) Allein oder mit Obst oder anderen Toppings servieren.

54. Spirulina- Crêpe-Kuchen

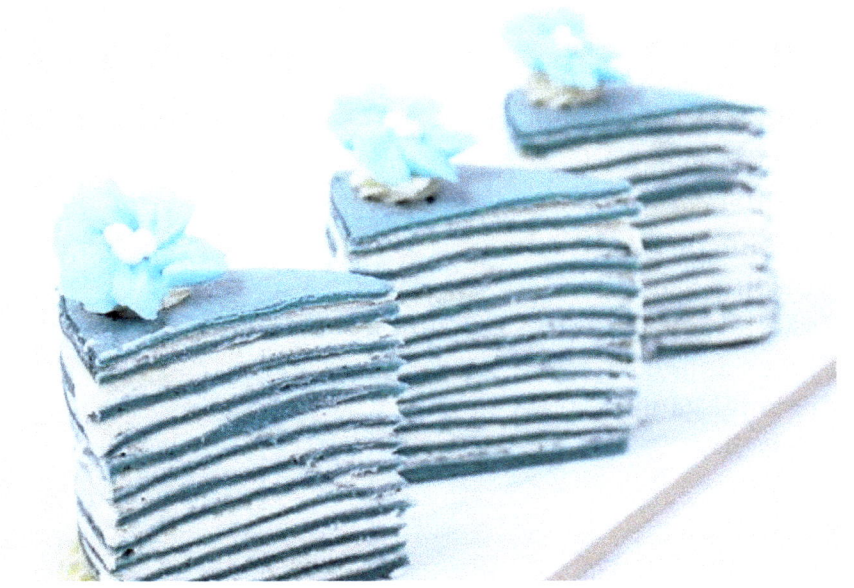

Ergibt: 12 Crêpes

ZUTATEN:
FÜR DEN CREPE-TEIG:
- 1½ Tassen Allzweckmehl
- 3 Teelöffel Spirulina-Pulver
- 1 Esslöffel Maisstärke
- 3 Esslöffel Zucker
- 1 Teelöffel Backpulver
- ¼ Teelöffel Salz
- 3 Esslöffel vegane Butter geschmolzen
- 2 Tassen Sojamilch
- 1 Teelöffel Vanilleextrakt
- Schlagsahne

ANWEISUNGEN:
FÜR DEN CREPE-TEIG:
a) Alle Zutaten für den Crêpe-Teig in einen Hochleistungsmixer oder eine Küchenmaschine geben und glatt rühren
b) Lassen Sie es 30 Sekunden lang laufen und achten Sie darauf, die Seiten der Mixerkaraffe abzukratzen, um eine gleichmäßige Mischung zu erzielen
c) Den Teig in einen Behälter füllen und mindestens 1 Stunde oder über Nacht kühl stellen
d) Vor dem Braten der Crêpes kräftig umrühren.
e) Mit einer Crêpes-Pfanne oder einer antihaftbeschichteten Bratpfanne mit 6 Zoll Durchmesser bei mittlerer bis hoher Hitze erhitzen.
f) Besprühen Sie es leicht mit Kochspray und gießen Sie dann knapp ¼ Tasse Crêpe-Teig in die heiße Pfanne. Kippen Sie sie dann rundherum, damit sich der Teig gleichmäßig verteilt.
g) Etwa 1-2 Minuten lang garen, dann die Ränder mit einem kleinen Spatel lösen und das Gericht vorsichtig umdrehen, um es auf der anderen Seite zu garen.

h) Achten Sie darauf, dass die Crêpes nicht braun werden. Sie möchten die leuchtend blaue Farbe behalten und müssen daher auf die Hitze achten

i) Übertragen Sie die gekochten Crêpes in ein mit Backpapier ausgelegtes Backblech

j) Wiederholen Sie den Vorgang, bis alle Crêpes gar sind, und geben Sie zwischen den einzelnen Crêpes einen ganz kleinen Fettspritzer ein.

k) Legen Sie die Crêpes auf dem Backblech schichtweise mit Pergament dazwischen. Stapeln Sie gekochte Crêpes nicht ohne eine Pergamenteinlage übereinander.

l) Sobald die Crêpes abgekühlt sind, können Sie den Kuchen mit 2 Unzen Buttercreme oder Schlagsahne zwischen jeder Schicht aufbauen

55. Spirulina Kokosnuss -Eis am Stiel

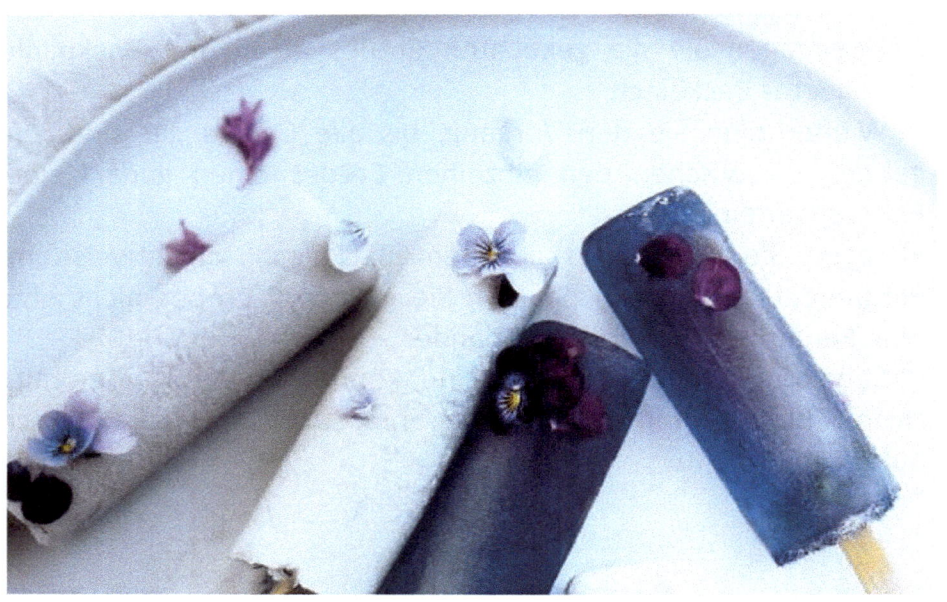

ZUTATEN:
BLAUES EIS AM STÜCK:
- 1 Tasse Spirulina-Tee
- ¼ Tasse Sake
- Zucker nach Belieben

So bereiten Sie blauen Spirulina-Tee zu:
- 1 EL blauer Spirulina-Tee
- 1 Tasse gefiltertes heißes Wasser 100°C 3-5 Min
- auf Zimmertemperatur abkühlen lassen

KOKOSNUSS:
- 1 Dose Kokoscreme
- 1 Samen Vanilleschote
- Nigori – ungefilterter Sake nach Geschmack
- Ahornsirup nach Geschmack

ANWEISUNGEN:
a) Mischen Sie die Zutaten für das blaue Eis am Stiel .
b) Mischen Sie die Zutaten für das Kokosnuss-Eis am Stiel.
c) Die Mischung in die Eis am Stiel-Formen füllen.
d) 8 Stunden einfrieren.
e) Halten Sie die Außenseite der Formen unter fließendes Wasser.
f) Die Eis am Stiel aus den Formen nehmen.
g) Genießen!

56. Blaubeer- Spirulina- Parfait

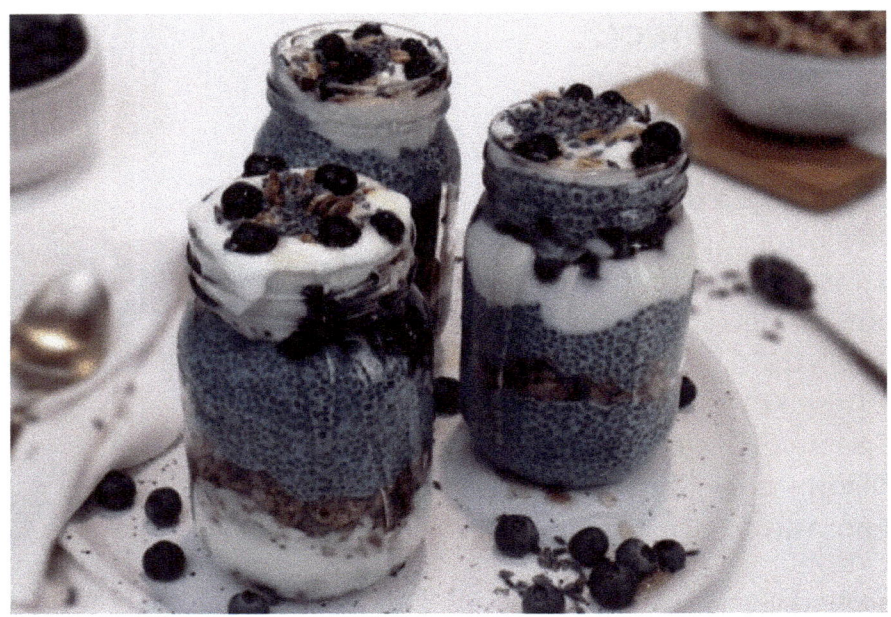

Macht: 1

ZUTATEN:
- 1 Teelöffel Spirulina-Pulver
- ⅔ Tasse Mandelmilch
- 3 Esslöffel Chiasamen
- 1 Teelöffel Ahornsirup
- ¼ Tasse Müsli
- ½ Tasse veganer Joghurt
- ¼ Tasse Blaubeeren

ANWEISUNGEN:
a) In einer Schüssel 1 Teelöffel Spirulina-Pulver und ⅔ Tasse Mandelmilch verrühren.
b) 3 Esslöffel Chiasamen und 1 Teelöffel Ahornsirup untermischen und etwa 10 Minuten ruhen lassen.
c) Um das Parfait zusammenzustellen, beginnen Sie mit Chia-Pudding auf dem Boden eines Glases.
d) ¼ Tasse Müsli hinzufügen. Fügen Sie ½ Tasse pflanzlichen Vanillejoghurt hinzu.
e) Zum Servieren mit ¼ Tasse Blaubeeren garnieren und ein paar zusätzliche Müslistücke darüber streuen. Genießen!

57. Spirulina- Pandan-Kuchen

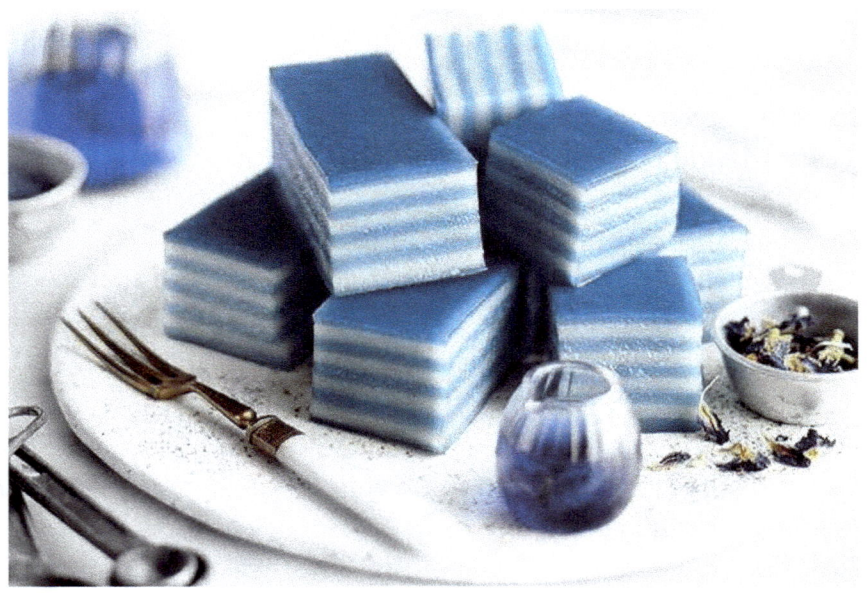

ZUTATEN:
- 1 ½ Tassen Wasser
- 2 ½ Tassen Kokosmilch
- 3 Pandanblätter, geknotet
- 1 ½ Smaragd-Pandan-Blattpulver
- ¾ Tasse Zucker nach Wahl
- ½ Teelöffel Salz
- 2 Tassen Tapiokamehl
- ¾ Tasse Reismehl
- ¾ Tasse normales Mehl
- 2 Teelöffel Spirulina-Pulver in 2 Teelöffel Wasser aufgelöst

ANWEISUNGEN:

a) In einem großen Topf Wasser, Kokosmilch, Zucker, Salz, Pandan-Blätter und Smaragd-Pandan-Blattpulver vermischen, bis sich der Zucker aufgelöst hat. Schalten Sie den Herd aus und lassen Sie die Mischung vollständig abkühlen.

b) In einer Rührschüssel Tapiokamehl, Reismehl und normales Mehl vermischen. Beiseite legen.

c) Pandanblätter aus der Kokosmilchmischung entfernen. Geben Sie nach und nach die Kokosnussmischung mit einem Schneebesen in die trockene Mischung. Alles glatt rühren und vermengen. Anschließend die Mischung durch ein Sieb passieren.

d) Teilen Sie die Mischung in zwei gleiche Portionen auf, geben Sie gelöstes Spirulina-Pulver in eine Portion hinzu und lassen Sie eine Portion weiß.

e) Eine Kuchenform mit Backpapier auslegen und dann in den Dampfgarer stellen.

f) Verwenden Sie zum Löffeln der Mischungen gleich große Messbecher.

g) Beginnen Sie mit der blauen Farbe, dann mit Weiß und Blau. Gießen Sie eine halbe Tasse blauen Teig in die Pfanne. 5 Minuten dämpfen.

h) Anschließend die weiße Schicht einfüllen und 5 Minuten dämpfen. Wiederholen Sie diese Reihenfolge, bis Sie 9 Schichten erhalten. Zum Schluss 15 Minuten dämpfen.

i) Vor dem Schneiden mindestens 4 Stunden abkühlen lassen. Schneiden Sie den Kuchen mit einem geölten Messer in Scheiben und genießen Sie ihn!

58. Spirulina- Marmor-Bundt

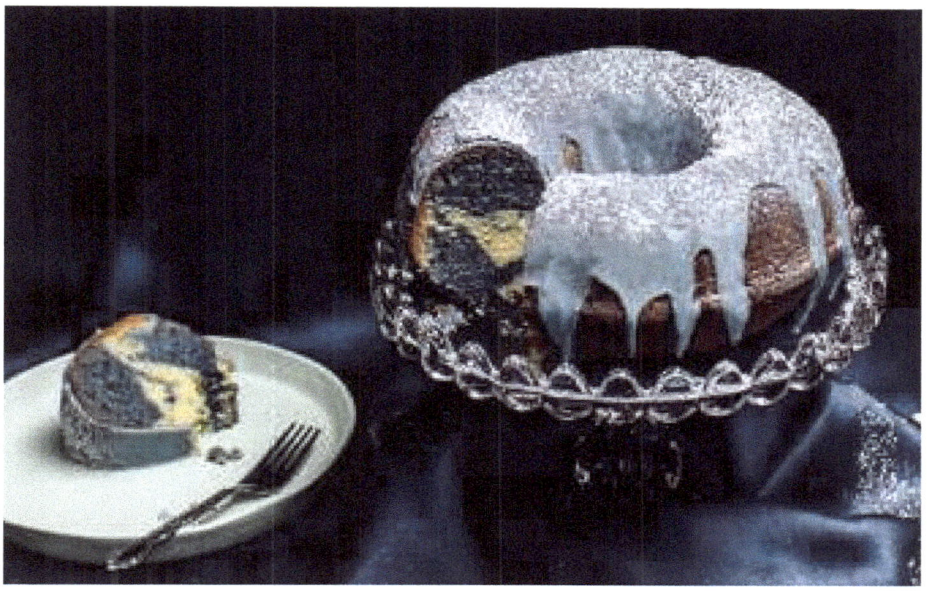

Ergibt: 1 Bundt

ZUTATEN
Spirulina-Pulver MARMOR BUNDT
- 3½ Tassen Allzweckmehl
- 4 Teelöffel Backpulver
- ¾ Teelöffel Salz
- ¾ Tasse ungesalzene Butter bei Raumtemperatur
- ½ Tasse Pflanzenöl
- 1¾ Tassen Kristallzucker
- 3 Eier + 2 Eiweiß Zimmertemperatur
- 4 Teelöffel Vanille
- 1½ Tassen Buttermilch
- 1 Esslöffel Spirulina-Pulver
- 1 Esslöffel Milch

VANILLE-GLASUR
- 1½ Tassen Puderzucker
- 1 Teelöffel Spirulina-Pulver
- ½ Teelöffel Vanille
- 2-4 Esslöffel Milch

ANWEISUNGEN
Spirulina-Pulver MARMOR BUNDT
a) Heizen Sie den Ofen auf 350 °F / 175 °C vor. Eine Gugelhupfform mit einem Fassungsvermögen von 12 Tassen mit Butter bestreichen und großzügig bemehlen.
b) In einer mittelgroßen Schüssel Mehl, Backpulver und Salz vermischen. Beiseite legen.
c) In der Schüssel einer Küchenmaschine mit Rühraufsatz Butter, Öl und Zucker 5 Minuten lang verrühren, bis die Masse leicht und schaumig ist.
d) Kratzen Sie die Seiten der Schüssel ab und fügen Sie ein Ei nach dem anderen hinzu, wobei Sie zwischen jeder Zugabe 20 Sekunden lang schlagen. Mit dem letzten Ei die Vanille hinzufügen.

e) Abwechselnd die Mehlmischung und die Buttermilch hinzufügen. ⅓ der Mehlmischung, dann ½ der Buttermilch, ⅓ des Mehls, die restliche ½ der Buttermilch und das restliche ⅓ des Mehls unterheben.

f) Nehmen Sie ca. 3 Tassen Teig heraus und geben Sie ihn in eine mittelgroße Schüssel. Mischen Sie in einer kleinen Schüssel das Spirulina-Pulver und die Milch. In die 3 Tassen die Spirulina-Pulvermischung vorsichtig untermischen, bis der Teig vollständig blau ist.

g) Etwa ⅓ des Vanilleteigs gleichmäßig im Gugelhupf verteilen. Verwenden Sie etwa ⅓ des blauen Teigs, um große Kleckse auf die Vanille zu geben, und schwenken Sie dann den blauen Teig vorsichtig mit einem Messer herum.

h) Ein weiteres ⅓ der Vanille darüber geben, die Kleckse wiederholen und zweimal schwenken, bis der blaue Teig oben drauf ist.

i) 50–60 Minuten backen, bis ein Messer, das in den Gugelhupf gesteckt wird, sauber oder mit nur wenigen feuchten Krümeln herauskommt.

j) Lassen Sie den Kuchen 10–15 Minuten in der Form abkühlen. Sobald die Form zum Anfassen abgekühlt ist, stürzen Sie den Kuchen auf eine saubere Oberfläche. Lassen Sie den Kuchen vor dem Zuckerguss vollständig abkühlen.

VANILLE-GLASUR

k) In einer Schüssel alle Zutaten vermischen, beginnend mit 2 Esslöffeln Milch. Fügen Sie nach Bedarf mehr Milch hinzu, um die gewünschte Konsistenz zu erreichen.

l) Die Glasur gleichmäßig über den Kuchen gießen.

m) Optional: 1 Teelöffel weiße Lebensmittelfarbe in eine Schüssel geben. Benutzen Sie einen Pinsel, um den Kuchen zu spritzen. Mit Rosenblättern und weißen Zuckerperlenstreuseln belegen.

n) Servieren und genießen!

59. Bananen-Spirulina- Nice-Creme

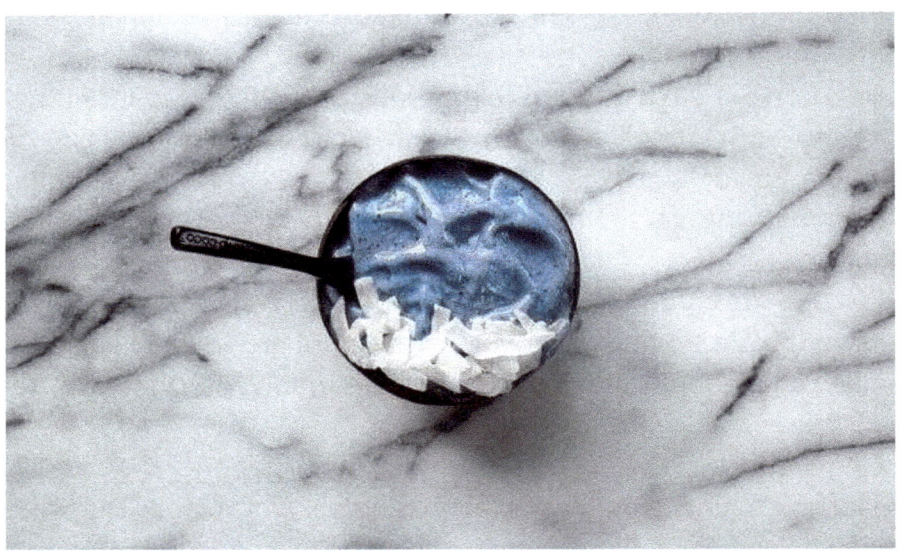

Ergibt: 2-3 Portionen

ZUTATEN:
- 2 große Bananen, geschält, in Stücke geschnitten und dann eingefroren
- 1 Teelöffel Spirulina-Pulver

BELAG:
- Kokosraspeln

ANWEISUNGEN:
a) Geben Sie die Bananenstücke in eine Küchenmaschine mit S-Klinge und schalten Sie die Maschine ein.
b) Lassen Sie den Motor laufen, bis die Bananen eine supercremige Konsistenz haben, genau wie Softeis.
c) Sobald die Bananen cremig sind, Spirulina-Pulver hinzufügen und verrühren.
d) Sofort mit Kokosraspeln servieren.

60. Spirulina- und Himbeerfreunde

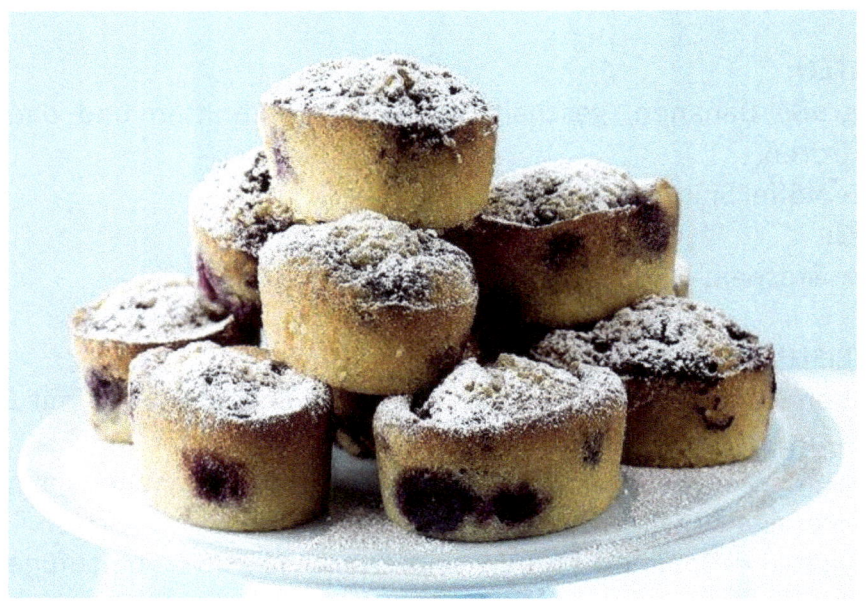

Macht: 4

ZUTATEN:
- 95 g ungesalzene Butter, gewürfelt
- 135g Eiweiß
- 150g Kristallzucker
- 100g Mandelmehl
- 60g Mehl
- 12g Spirulina-Pulver
- Prise Salz
- Optional: Frische/gefrorene Himbeeren

ANWEISUNGEN:

a) Fetten Sie Ihre Muffinformen gründlich mit Butter ein und bestäuben Sie sie sparsam mit Mehl.

b) Erhitzen Sie die Butter in einer Pfanne bei niedriger bis mittlerer Hitze und lassen Sie sie kochen, bis sie goldbraun ist.

c) Schalten Sie das Feuer aus und nehmen Sie es vom Herd, sobald es goldbraun ist, sonst wird es sehr schnell von Goldbraun zu Schwarz.

d) Lassen Sie es auf Raumtemperatur abkühlen, während Sie die restlichen Zutaten zubereiten.

e) Geben Sie Zucker, Mehl und gemahlene Mandeln, Spirulina-Pulver und Salz in eine Schüssel.

f) Die trockenen Zutaten etwas verquirlen.

g) Die Butter dazugeben und verrühren.

h) Das Eiweiß langsam unter Rühren hinzufügen, bis es eingearbeitet ist. Sie müssen dem Eiweiß nicht zu viel Volumen verleihen. Ich mache das alles von Hand, da man nur den Teig braucht, um zusammenzukommen.

i) Den Friands-Teig in die gefetteten Muffinformen füllen. Legen Sie eine Himbeere in die Mitte des Freundes. Im auf 190 Grad vorgeheizten Ofen etwa 15 Minuten backen, oder bis es sich wieder anfühlt.

j) Lassen Sie es in den Muffinformen etwas abkühlen, bevor Sie es aus der Form lösen. Vor dem Servieren auf Gitterrosten vollständig abkühlen lassen.

61. Spirulina -Trüffel

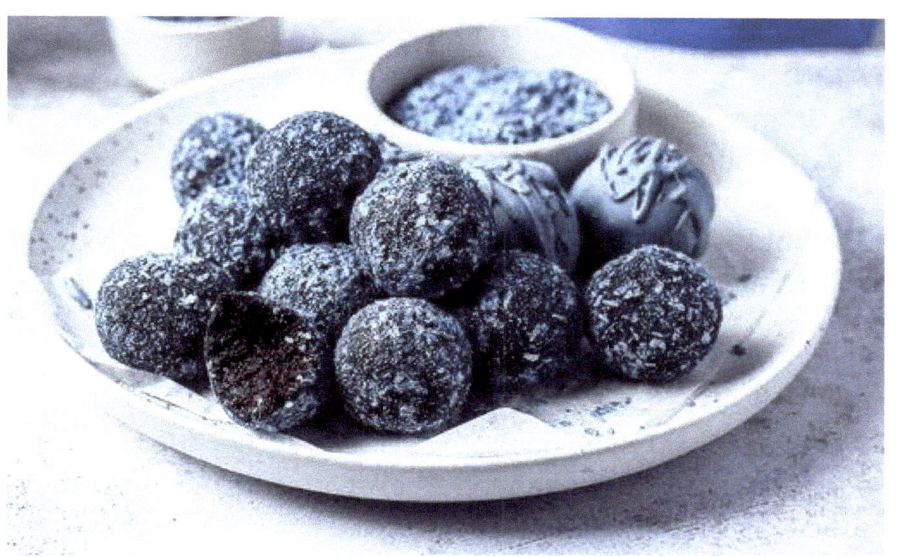

Ergibt: etwa 50 Trüffel

ZUTATEN:
- 225 Gramm Sahne
- ¼ Tasse Ahornsirup
- 2 Esslöffel brauner Zucker
- 1 Esslöffel Spirulina, plus ein weiterer Esslöffel zum Bestäuben
- 340 Gramm Zartbitterschokolade, fein gehackt
- Prise koscheres Salz

ANWEISUNGEN:
a) Sahne in einem kleinen Topf bei schwacher Hitze köcheln lassen, Ahornsirup und braunen Zucker hinzufügen und etwa 2 Minuten lang rühren, bis sie sich aufgelöst hat.
b) 1 Esslöffel Spirulina hinzufügen, umrühren, bis es sich aufgelöst hat, und beiseite stellen.
c) Geben Sie die Schokolade in eine große Rührschüssel und gießen Sie die Sahnemischung hinein. Gründlich vermischen und auf ein mit Backpapier ausgelegtes Backblech gießen. Mit einem Gummispatel glatt streichen.
d) Im Kühlschrank etwa eine Stunde abkühlen lassen.
e) Nehmen Sie mit einem Löffel einen gehäuften Teelöffel heraus und formen Sie mit den Handflächen eine Kugel.
f) Wiederholen Sie den Vorgang, bis die gesamte Schokolade aufgebraucht ist – Sie sollten am Ende etwa 50 Trüffel haben.
g) Richten Sie sie auf einem Tablett oder Teller aus und bestäuben Sie sie mithilfe eines feinen Siebs mit der zusätzlichen Spirulina.
h) Mit einer ganz leichten Prise Spirulina bestreuen.

62. Spirulina- Teefondant

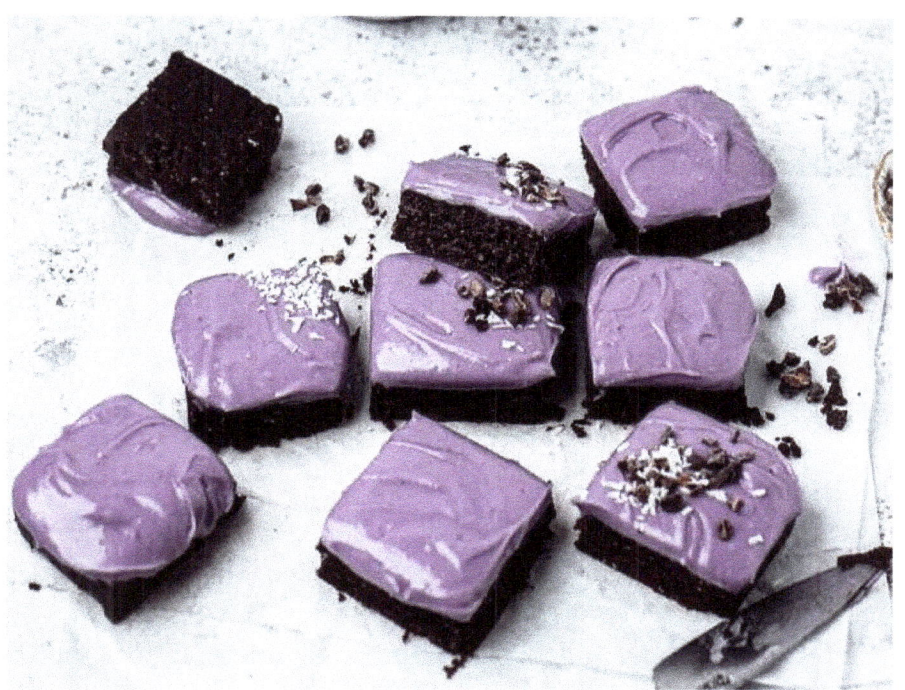

Macht: 4

ZUTATEN:
- 85 g geröstete Mandelbutter
- 60 g Hafermehl
- 1 Tasse ungesüßte Vanille-Mandelmilch
- 168 g Proteinpulver
- 4 Unzen dunkle Schokolade, geschmolzen
- 4 Teelöffel Spirulina-Pulver
- 1 Teelöffel Stevia-Extrakt
- 10 Tropfen Zitrone

ANWEISUNGEN:
a) Butter in einem Topf schmelzen und Hafermehl, Spirulina, Proteinpulver, Zitronentropfen und Stevia hinzufügen. Gut mischen.
b) Gießen Sie nun die Milch hinzu und rühren Sie ständig um, bis alles gut vermischt ist.
c) Geben Sie die Mischung in eine Kastenform und stellen Sie sie in den Kühlschrank, bis sie fest ist.
d) Geschmolzene Schokolade darüber träufeln und erneut in den Kühlschrank stellen, bis die Schokolade fest ist.
e) In 5 Riegel schneiden und genießen.

63. Spirulina- Kürbiscreme

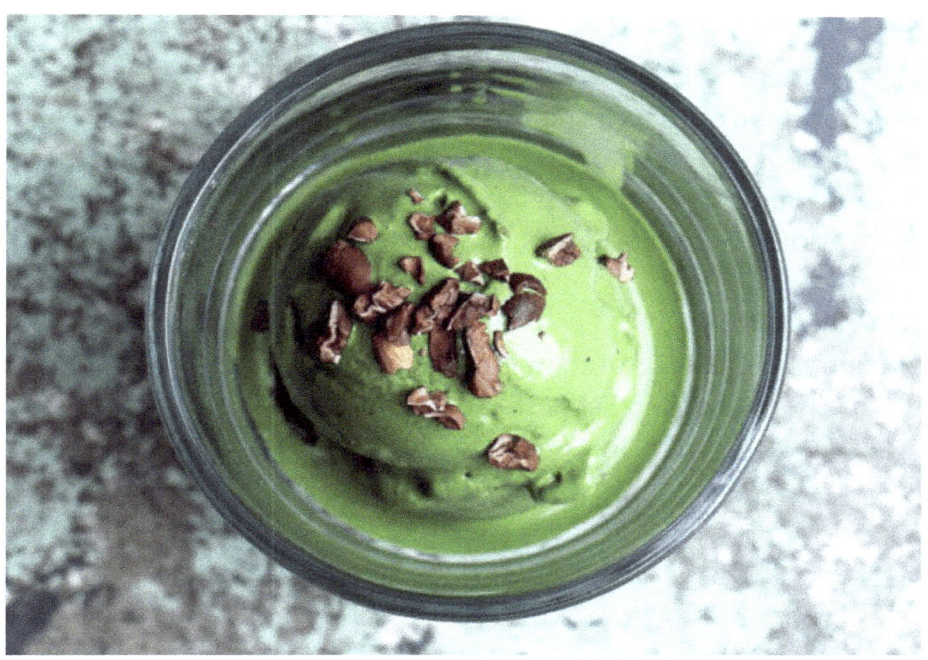

Macht: 2

ZUTATEN:
- 1 Dose gefrorener Kürbis aus der Dose
- Kokosnusswasser
- 2 Termine
- 1 Esslöffel Spirulina-Pulver

ANWEISUNGEN:
a) Geben Sie alle Zutaten in Ihre Küchenmaschine
b) In einer hübschen Schüssel servieren
c) Mit dem Topping Ihrer Wahl dekorieren.

64. Avocado-Spirulina- Nice-Creme

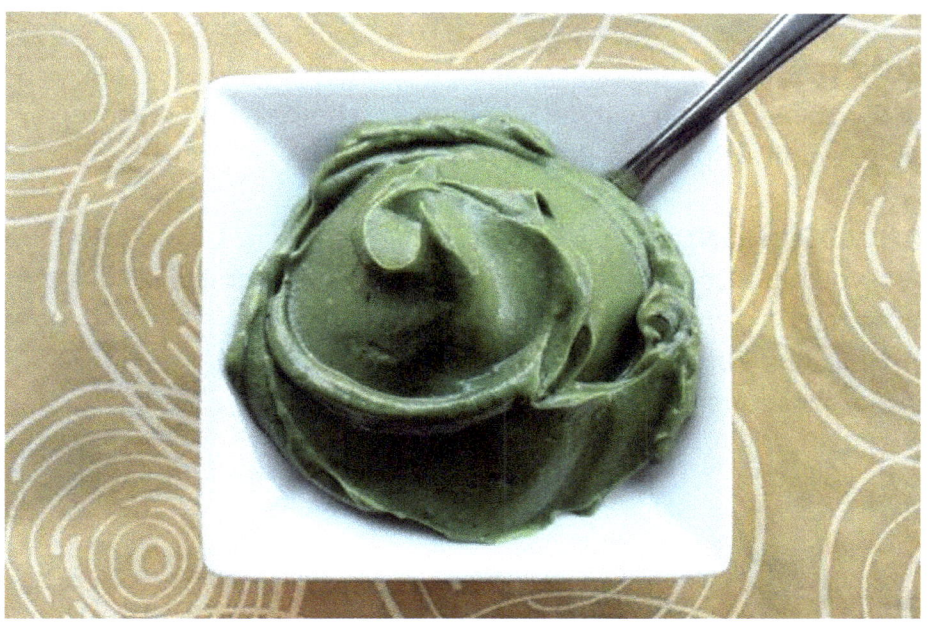

Ergibt: 2-3 Portionen

ZUTATEN:
- 2 Avocados, geschält, in Scheiben geschnitten und gefroren
- 1 Teelöffel Spirulina-Pulver

ANWEISUNGEN:

a) Avocado zerdrücken, bis eine supercremige Konsistenz entsteht, genau wie bei Softeis.
b) Spirulina-Pulver hinzufügen und vermischen.
c) Sofort servieren.

65. Spirulina Beerenbecher

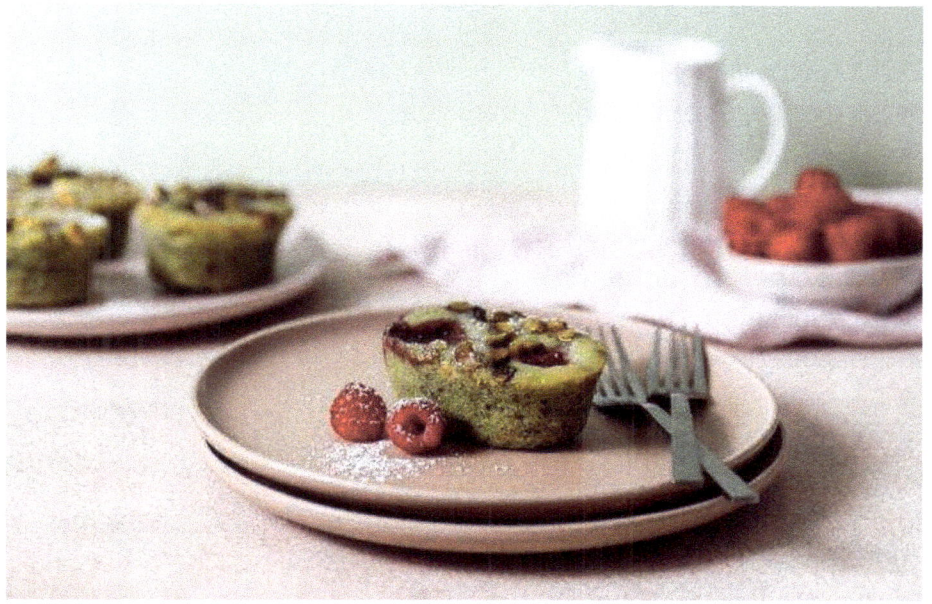

Macht: 4

ZUTATEN:
- 95 g ungesalzene Butter, gewürfelt
- 135g Eiweiß
- 150g Kristallzucker
- 100g Mandelmehl
- 60g Kichererbsenmehl
- 12g Spirulina
- Prise Salz
- Beeren

ANWEISUNGEN:
k) Fetten Sie Ihre Muffinformen mit Butter ein und bestäuben Sie sie mit Mehl.
l) Die Butter in einer Pfanne bei niedriger bis mittlerer Hitze erhitzen.
m) Schalten Sie das Feuer aus und nehmen Sie es vom Herd, sobald es goldbraun ist.
n) In eine Schüssel Zucker, Kichererbsenmehl und gemahlene Mandeln, Spirulina-Pulver und Salz geben.
o) Die trockenen Zutaten etwas verquirlen.
p) Die Butter dazugeben und verrühren.
q) Das Eiweiß langsam unter Rühren hinzufügen, bis es eingearbeitet ist.
r) Den Teig in die gefetteten Muffinformen füllen.
s) Legen Sie eine Beere in die Mitte.
t) Im auf 190 Grad vorgeheizten Ofen etwa 15 Minuten backen, oder bis es sich wieder anfühlt.
u) Lassen Sie es in den Muffinformen etwas abkühlen, bevor Sie es aus der Form lösen.
v) Vor dem Servieren auf Gitterrosten vollständig abkühlen lassen.

66. Spirulina Kokos-Kugeln

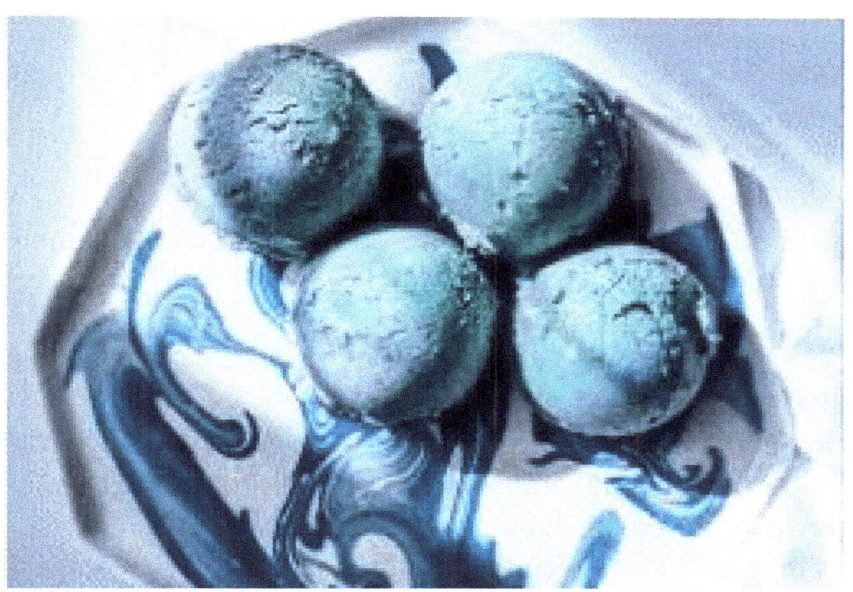

Macht: 50

ZUTATEN:
- 225 Gramm Kokoscreme
- ¼ Tasse Ahornsirup
- 2 Esslöffel brauner Zucker
- 1 Esslöffel Spirulina, plus ein weiterer Esslöffel zum Bestäuben
- 340 Gramm Zartbitterschokolade, fein gehackt
- Salz oder koscheres Salz

ANWEISUNGEN:
i) Sahne in einem kleinen Topf bei schwacher Hitze köcheln lassen, Ahornsirup und braunen Zucker hinzufügen und etwa 2 Minuten lang rühren, bis sie sich aufgelöst hat.
j) 1 Esslöffel Spirulina hinzufügen, umrühren, bis es sich aufgelöst hat, und beiseite stellen.
k) Geben Sie die Schokolade in eine große Rührschüssel und gießen Sie die Sahnemischung hinein.
l) Gründlich vermischen und auf ein mit Backpapier ausgelegtes Backblech gießen. Mit einem Gummispatel glatt streichen.
m) Im Kühlschrank etwa eine Stunde abkühlen lassen.
n) Nehmen Sie mit einem Löffel einen gehäuften Teelöffel heraus und formen Sie mit den Handflächen eine Kugel.
o) Richten Sie sie auf einem Tablett oder Teller aus und bestäuben Sie sie mithilfe eines feinen Siebs mit der zusätzlichen Spirulina.

AUCES

67. Spirulina-Hummus

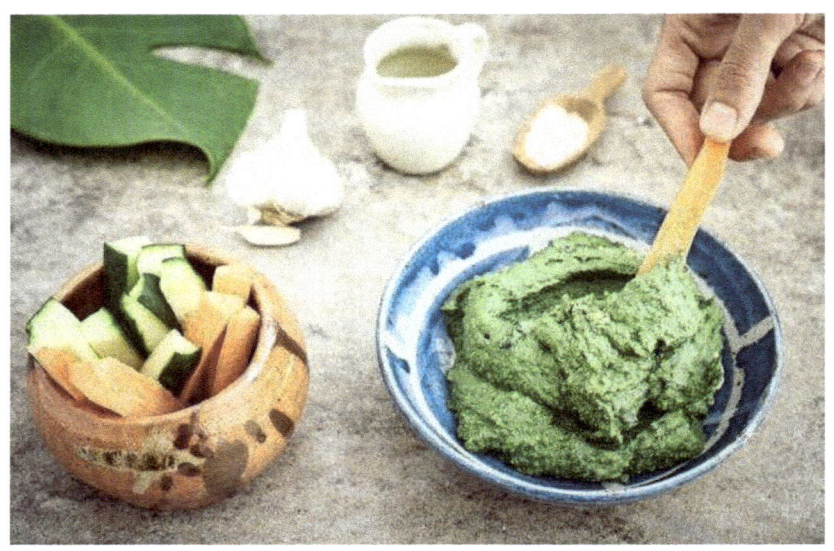

Ergibt: 2 Portionen

ZUTATEN:
- 1 Dose Kichererbsen, abgetropft, Flüssigkeit aufgehoben
- 1 Esslöffel Olivenöl
- 2 Teelöffel Tahini
- 1 Esslöffel frisch gepresster Zitronensaft
- 1 Knoblauchzehe, zerdrückt
- ½ Teelöffel Salz

ANWEISUNGEN:
a) Kichererbsen, Olivenöl, Tahini, Zitronensaft, Knoblauch und Salz in eine Küchenmaschine geben.
b) Schalten Sie die Küchenmaschine ein und gießen Sie langsam etwas von der zurückbehaltenen Kichererbsenflüssigkeit hinein, während die Maschine läuft.
c) Wenn die Mischung vollständig vermischt und glatt ist, geben Sie sie in eine Servierschüssel.

68. Spirulina-Guacamole-Dip

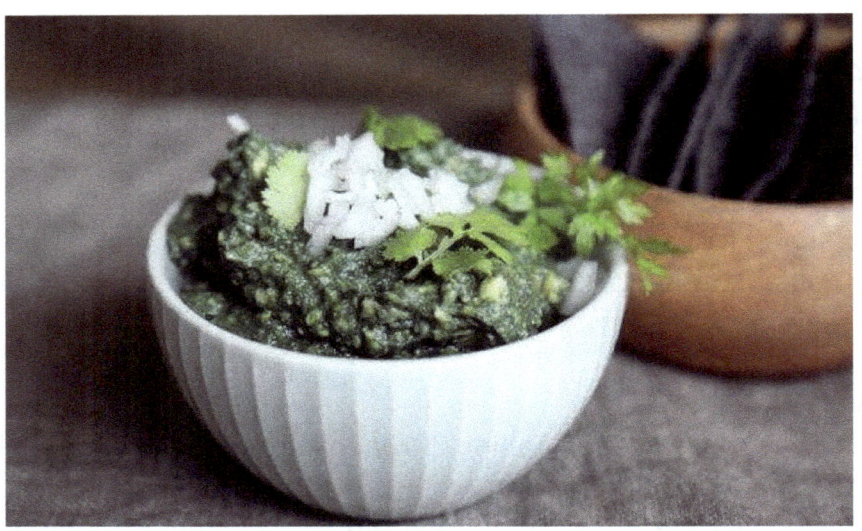

Ergibt: 2 Portionen

ZUTATEN:
- 2 Avocados, entkernt
- Saft von 1 Zitrone
- Saft von 1 Limette
- 1 Knoblauchzehe, grob gehackt
- 1 mittelgroße gelbe Zwiebel, grob gehackt
- 1 Jalapeno, in Scheiben geschnitten
- 1 Tasse Korianderblätter
- 3 Esslöffel Spirulina
- 1 entkernte und gehackte Tomate oder ½ Tasse Traubentomaten, halbiert
- Salz und Pfeffer nach Geschmack

ANWEISUNGEN:
a) Geben Sie alle Zutaten außer den Tomaten in einen Mixer und verrühren Sie alles, bis alles gut vermischt ist.
b) Tomaten unterrühren und abschmecken.

69. Spirulina-Pesto

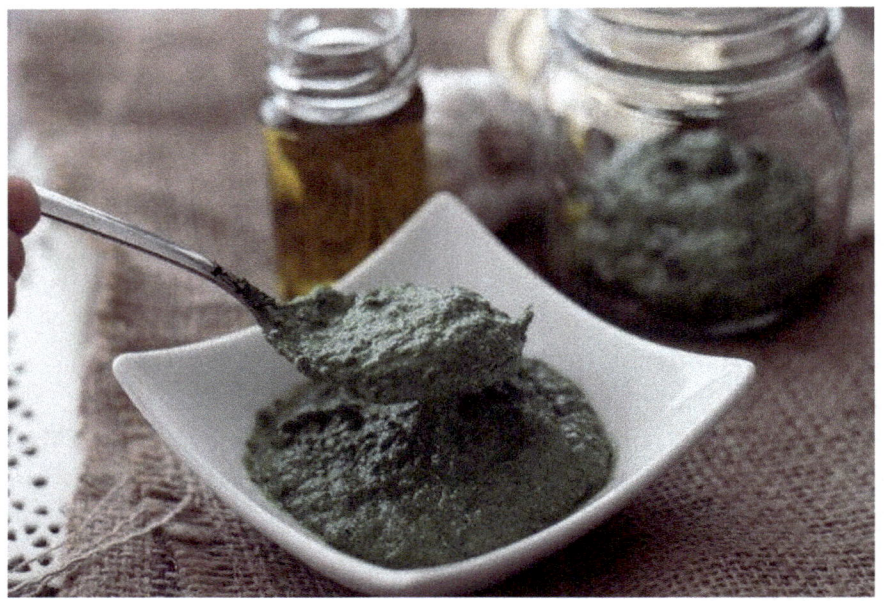

Ergibt: 2 Portionen

ZUTATEN:
- 1 verpackte Tasse frische Basilikumblätter
- 3-5 Esslöffel natives Olivenöl
- 2 Esslöffel Parmesankäse
- 3 Knoblauchzehen
- 2 Teelöffel Spirulina
- Prise Salz
- 2 Unzen Pinienkerne, Macadamianüsse, Mandeln oder Walnüsse

ANWEISUNGEN:
a) Alle Zutaten vermischen.

70. Spirulina-Pastete

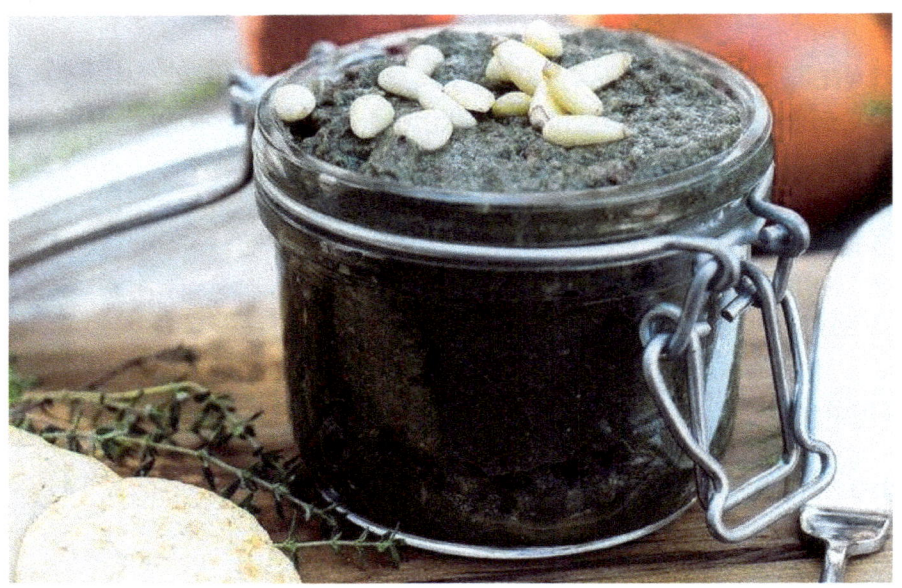

Ergibt: 2 Portionen

ZUTATEN:
- Saft einer halben Zitrone
- 1 Teelöffel Sojasauce
- 1 Esslöffel Olivenöl
- 1 zerdrückte Knoblauchzehe
- 1 Teelöffel Spirulina

ANWEISUNGEN:
a) Mischen Sie die Spirulina mit dem Knoblauch.
b) Zitronensaft und Sojasauce hinzufügen und mit einer Gabel gut vermischen. Das Olivenöl einrühren.
c) Auf Toast oder Crackern mit Tomaten- und Zwiebelscheiben servieren.

71. Frische Salsa und Spirulina

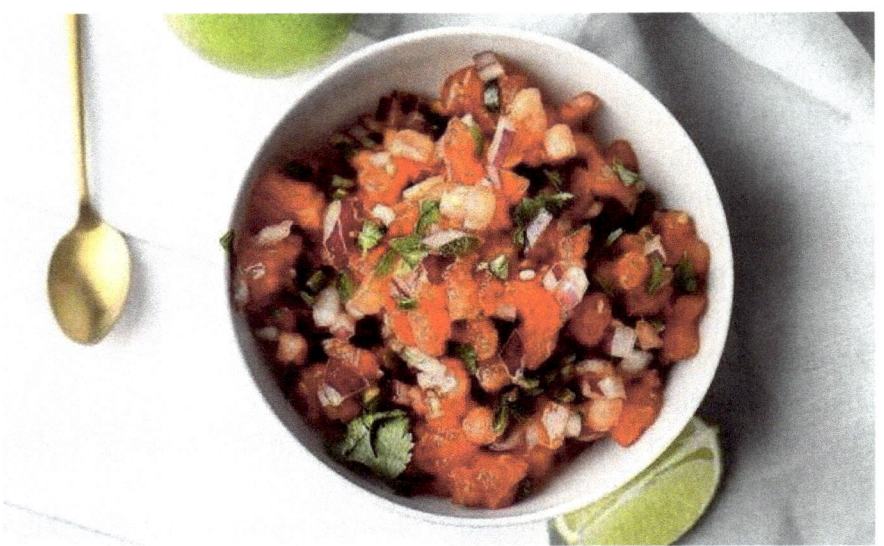

Ergibt: 2 Portionen

ZUTATEN:
- ½ Tasse fein gewürfelte Zwiebel
- 2 Knoblauchzehen, gehackt
- 3 Roma-Tomaten, schälen und entkernen. geschnitten
- 1-2 Chilischoten, wählen Sie Ihre Lieblingssorte.
- Eine Handvoll gehackter frischer Koriander
- 1 bis 2 Esslöffel Limettensaft
- Salz und Pfeffer

ANWEISUNGEN:
a) Zutaten vermischen und gut umrühren.
b) Vor dem Servieren 2 Stunden im Kühlschrank ruhen lassen, um den Geschmack zu verstärken.

72. Spirulina-Salatdressing

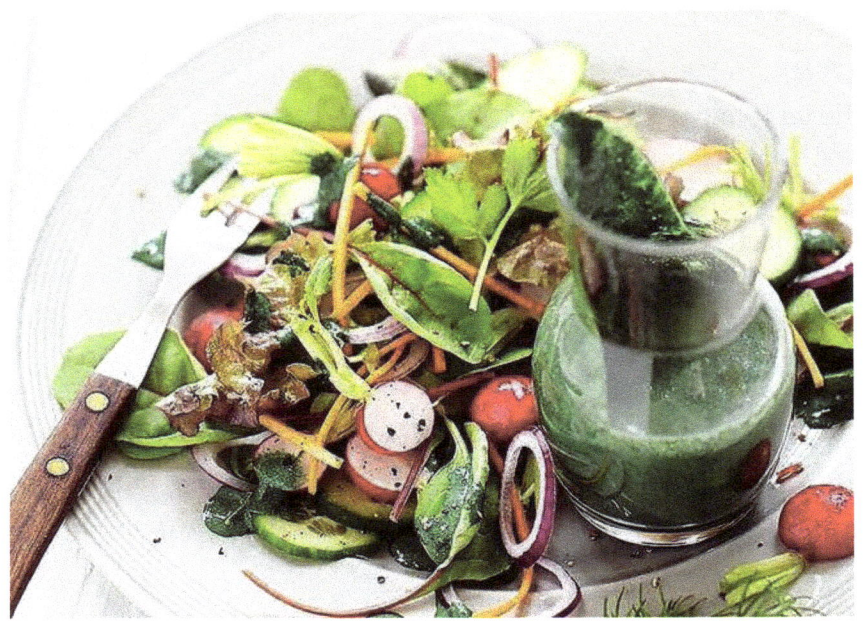

Ergibt: 2 Portionen

ZUTATEN:
- 1 Esslöffel frische Spirulina
- 2 Esslöffel Olivenöl
- Saft einer halben Zitrone
- Cayennepfeffer nach Geschmack

ANWEISUNGEN:
a) Alle Zutaten zusammengeben und vermischen.
b) Wählen Sie Ihren Lieblingssalat und gießen Sie das Spirulina-Dressing darüber.

SMOOTHIES UND COCKTAILS

73. Meerjungfrau-Limonade

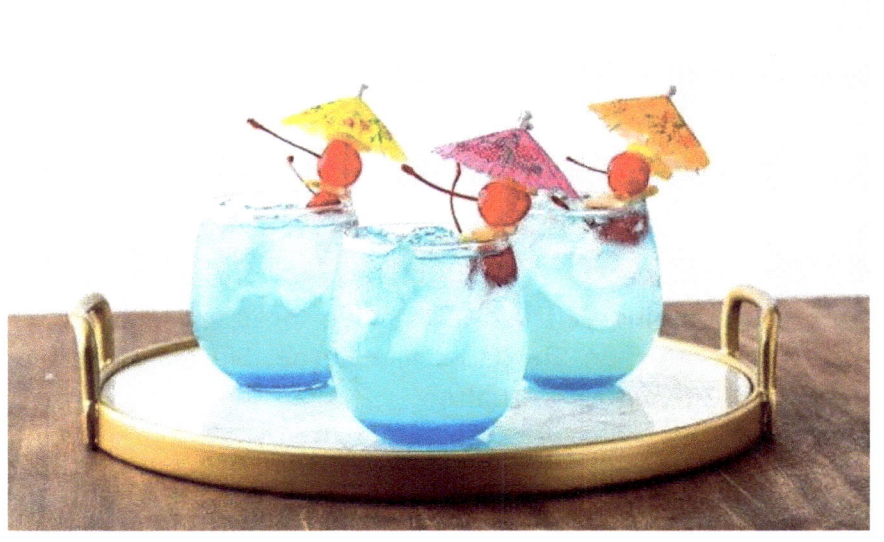

Ergibt: 5-6 Tassen

ZUTATEN:
- 4 Tassen Wasser
- 4 große Zitronen, ausgepresst
- ½ Tasse Agavennektar
- 1 Teelöffel E3 Live Blue Spirulina
- 1 Prise Salz

ANWEISUNGEN:
a) Die Zitronen waschen und halbieren. Drücken Sie den Zitronensaft mit einer Zitruspresse oder Ihren Händen in eine Schüssel und entfernen Sie dabei alle Kerne. Sie sollten etwa 1 Tasse frischen Zitronensaft erhalten.
b) Den Agavennektar mit dem Zitronensaft verrühren, bis alles gut vermischt ist.
c) In einem großen Krug Wasser, Agaven-/Zitronensaft, blaue Spirulina und eine Prise Salz vermischen. Rühren, bis alles gut vermischt ist und sich das Spirulina-Pulver aufgelöst hat.
d) Kühl stellen oder auf Eis gießen und genießen!

74. Blaue Smoothie-Schüssel

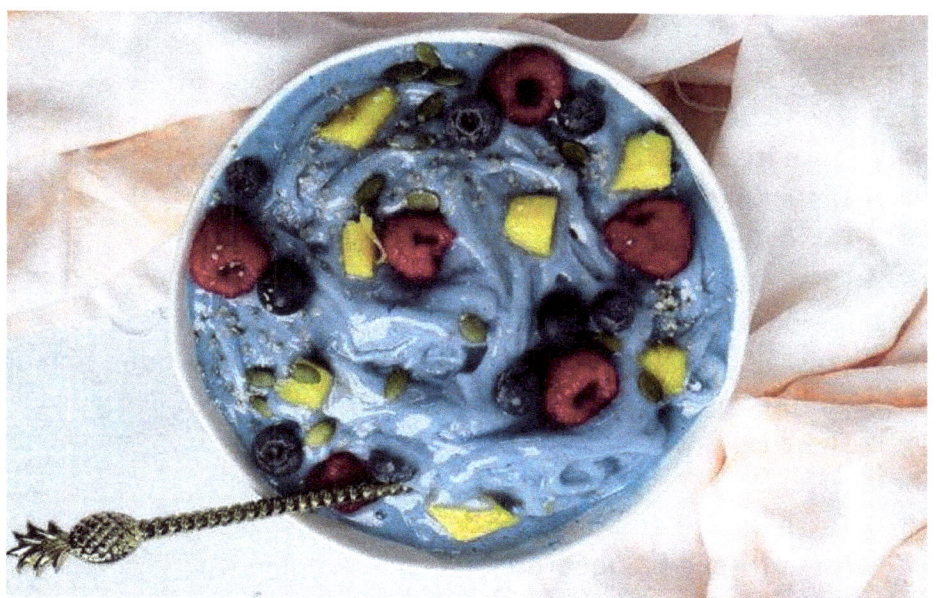

Ergibt: 1 Smoothie-Bowl

ZUTATEN:
- 1 ½ reife Bananen, geschält und gefroren
- 1 Tasse frische Mango, gefroren
- ½ Tasse Kokosmilchjoghurt
- ¼ Tasse ungesüßte Mandelmilch oder Kokosmilch
- ¼ Tasse Orangensaft
- 1 Teelöffel Limettenschale
- 2 bis 3 Teelöffel blaues Spirulina-Pulver oder blaues Erbsenblütenpulver
- ½ Tasse Eis

Belag:
- ⅓ Tasse Bob's Red Mill Paleo Müsli
- ¼ Tasse frische Blaubeeren
- 1 Kiwi, geschält und in Scheiben geschnitten
- ¼ Tasse frische Mango, geschält und gehackt

ANWEISUNGEN:
a) Alle Zutaten für die Smoothie-Bowl in einen Mixer geben und glatt rühren.
b) Blauen Smoothie in eine Schüssel geben und mit Paleo-Müsli und frischem Obst belegen.

75. Ingwerlimonade mit blauer Spirulina

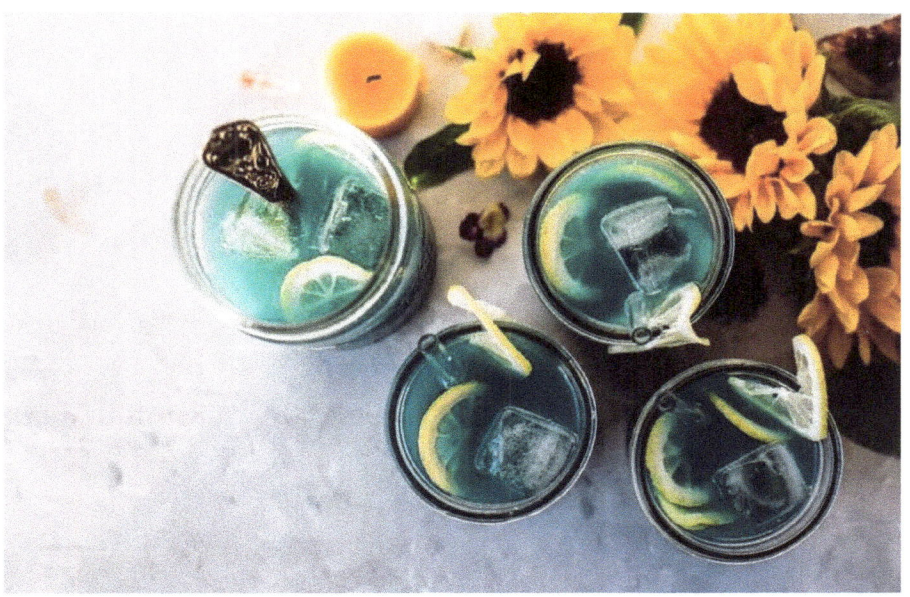

Ergibt: 4-6 Portionen

ZUTATEN:
- 2 Tassen gefiltertes Wasser
- 1 Tasse Ingwertee
- 2-4 Zitronen
- 1 Kugel Spirulina
- Stevia nach Geschmack
- 1 Tasse Eis

ANWEISUNGEN:
a) Brühen Sie Ihren Ingwertee.
b) Fügen Sie Wasser, Zitronensaft, blaue Milch, Süßstoff und CBD-Öl hinzu.
c) Eis hinzufügen und genießen!

76. Kokos-Tequila-Kefir-Cocktail

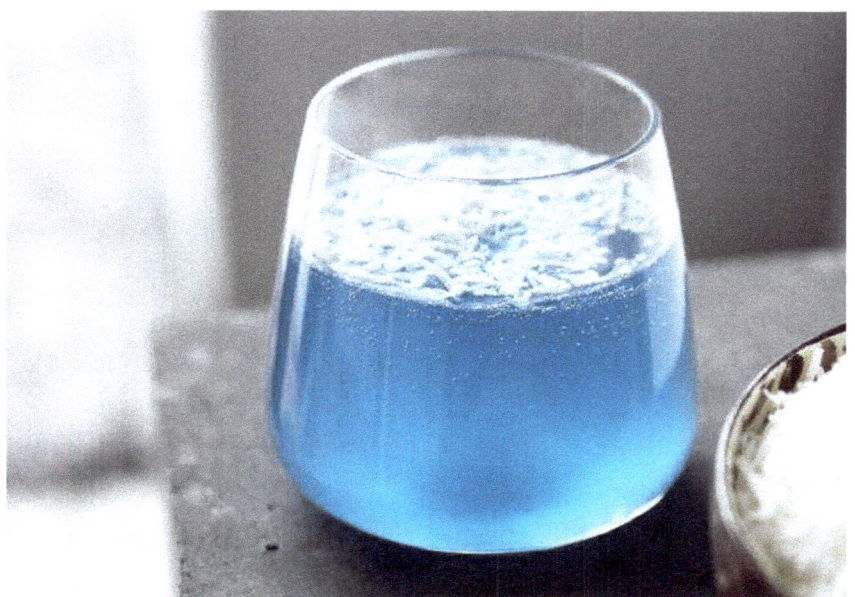

Ergibt: 1 Portion

ZUTATEN:
- 1 Unze Kokosnuss-Tequila
- ⅛ Teelöffel Spirulina-Pulver
- Kokoswasser-Kefir
- Kokosraspeln

ANWEISUNGEN:
a) In einem Cocktailglas ⅛ Teelöffel Spirulina-Pulver mit Kokos-Tequila auflösen.
b) Eiswürfel hinzufügen und nach Belieben mit Wasserkefir auffüllen.
c) Vorsichtig umrühren und mit Kokosraspeln bestreuen.
d) Sofort servieren.

77. Acai-Beere Spirulina Kombucha

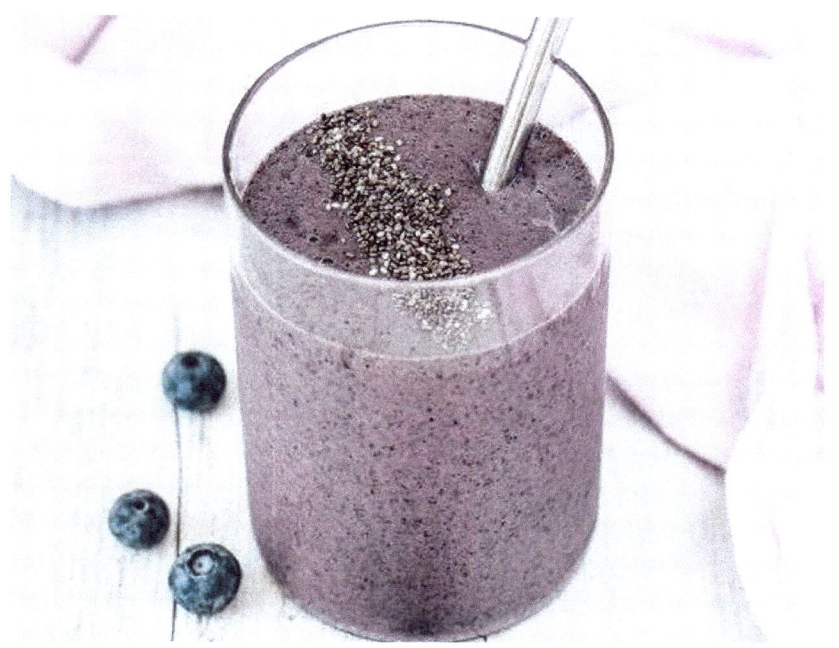

Macht: 1

ZUTATEN:
- 4 Unzen Açai-Beerensaft
- 4 Unzen Schwarztee-Kombucha
- ½ Teelöffel Spirulina-Pulver

ANWEISUNGEN:
a) In einem Glas Saft, Kombucha und Spirulina-Pulver vermischen und servieren.

78. Spirulina- Joghurt- Smoothie

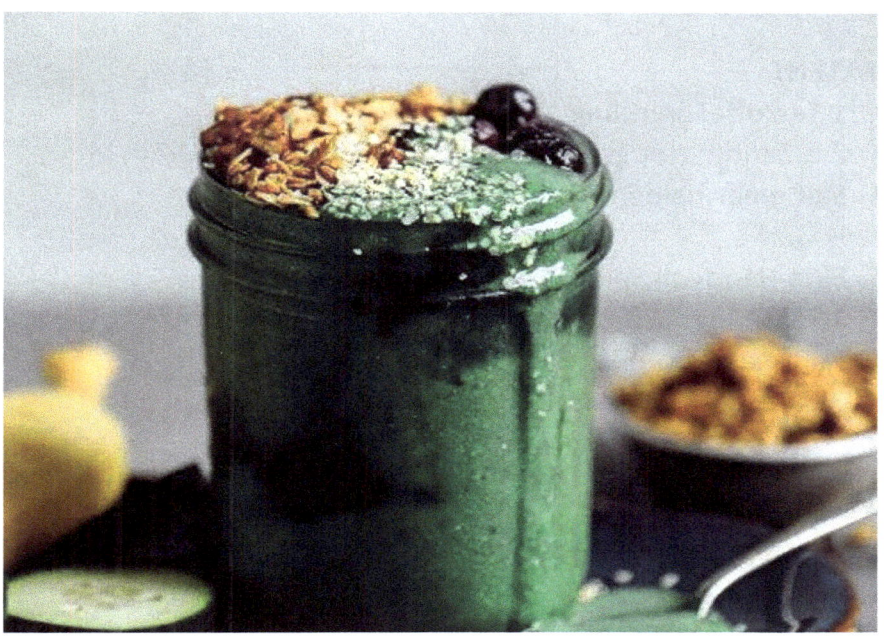

Macht: 2

ZUTATEN:
- 1 Teelöffel Spirulina
- 2-3 Zentimeter geriebener Ingwerknauf
- Saft einer halben Zitrone
- ½ Gurke
- Eine Handvoll Spinatblätter
- 1 Tasse Joghurt
- ½ Tasse gefrorene Blaubeeren
- Bei Bedarf eine halbe Tasse Wasser oder mehr

ANWEISUNGEN:

a) Mischen Sie die Spirulina mit dem Spinatblattjoghurt und etwas Wasser.

b) Dann die Gurke, die gefrorenen Blaubeeren, den Zitronensaft und den Ingwer zu der Mischung hinzufügen und gründlich vermischen. Bei Bedarf mehr Wasser hinzufügen.

c) Mit etwas Müsli garnieren.

79. Protein-Spirulina-Limette

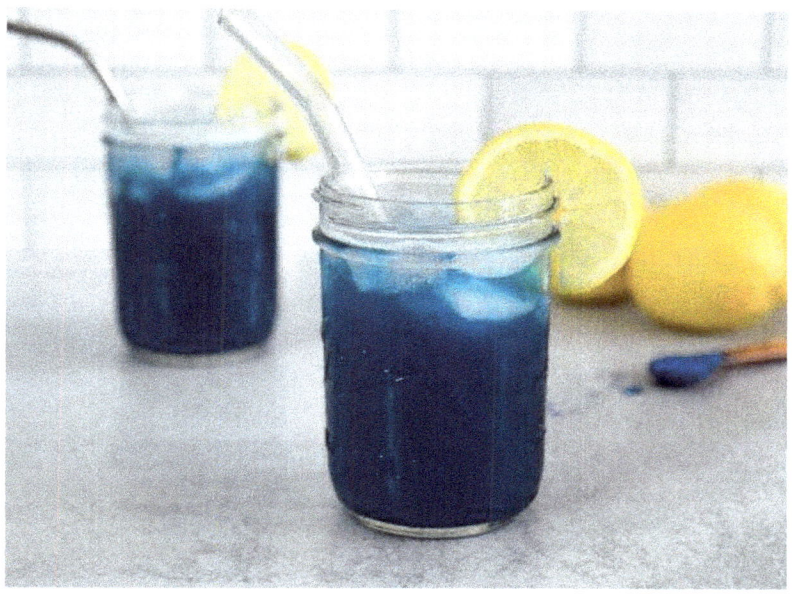

Ergibt: 2 Portionen

ZUTATEN:
- 1 Apfel
- 1 Bund Brunnenkresse
- 1 Limette, geschält
- 1 Nektarine
- 1 Birne
- 1 Esslöffel Spirulina-Pulver

ANWEISUNGEN:
a) Geben Sie einfach alle Zutaten in Ihren Entsafter.
b) Auspressen und in gut gekühlten Gläsern servieren.

80. Frucht- und Koriandersaft

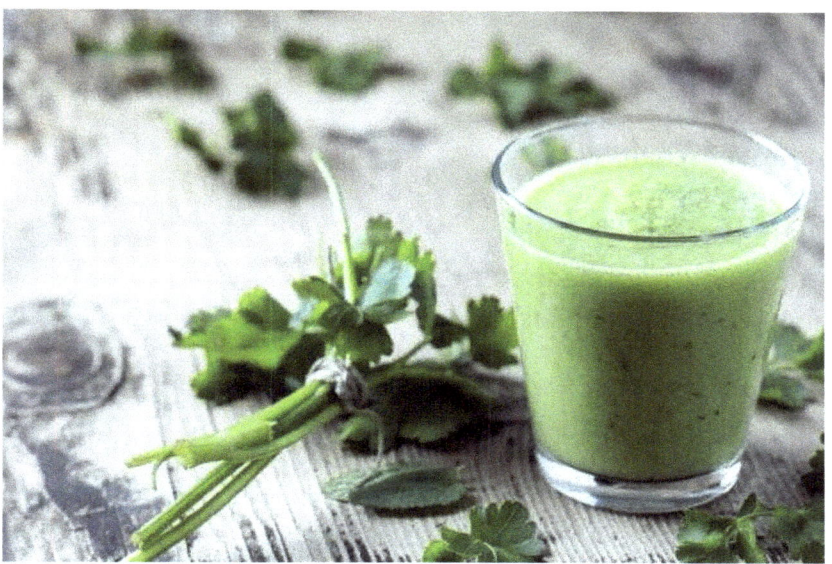

Ergibt: 2 Portionen

ZUTATEN:
- 1 Bund frischer Koriander
- 1 Limette, geschält
- 1 Birne, entkernt
- 1 Teelöffel Spirulina-Pulver
- 2 Granny-Smith-Äpfel, entkernt
- 4 Stangen Sellerie, gehackt

ANWEISUNGEN:
a) Entsaften Sie Sellerie, Äpfel, Birne, Koriander, Limette und Spirulina in Ihrem elektrischen Entsafter.
b) Teilen Sie den Saft auf zwei große, gut gekühlte Gläser auf. sofort servieren.

81. Kohl und Orangensaft

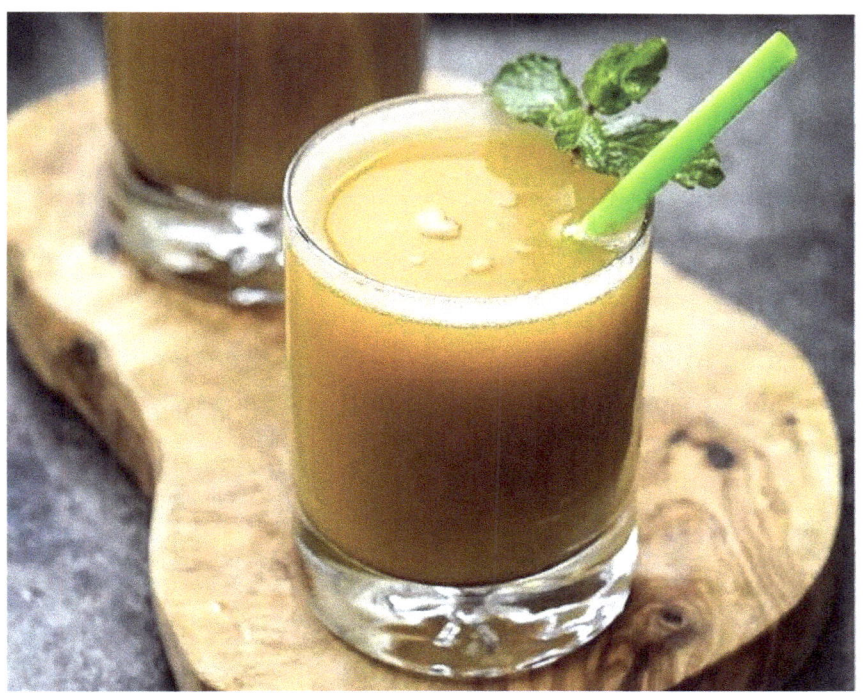

Ergibt: 2 Portionen

ZUTATEN:
- 1 grüner Apfel
- 1 Orange
- 1 Teelöffel Spirulina-Pulver
- 4 Blätter Rotkohl

ANWEISUNGEN:
a) Den grünen Apfel entkernen und die Orange schälen.
b) Geben Sie sie zusammen mit Kohl und Spirulina-Pulver in einen Entsafter.
c) Auspressen und sofort servieren.

82. Papaya-Spirulina-Smoothie

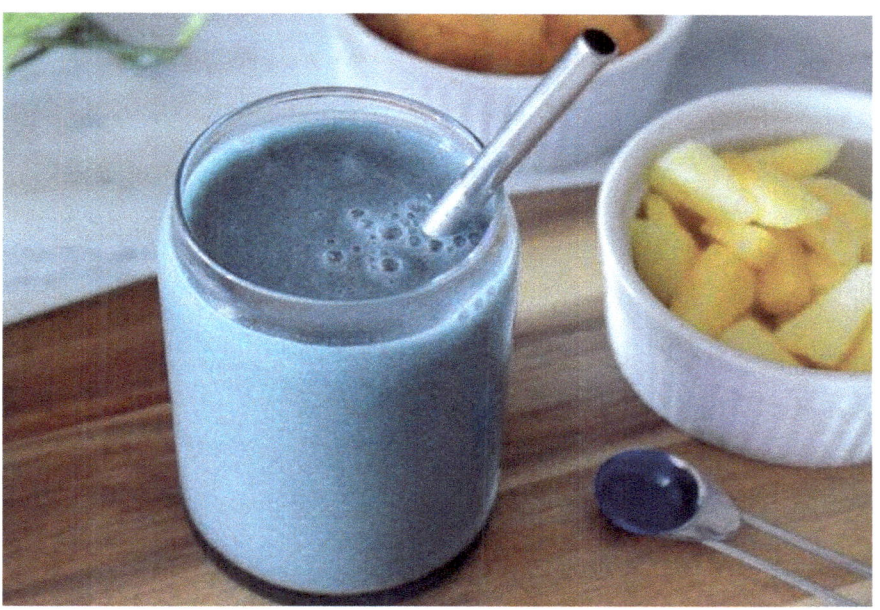

Ergibt: 2 Portionen

ZUTATEN:
- 1 Teelöffel frische Spirulina
- 1 frische Papaya
- 1 Limettensaft
- ½ Teelöffel Zimt
- Eis

ANWEISUNGEN:
a) Alle **ZUTATEN:** in einem Mixer glatt rühren.

b) Sie können auch Bananen oder Erdbeeren hinzufügen. Genießen!

83. Brombeer - Virgin -Paloma

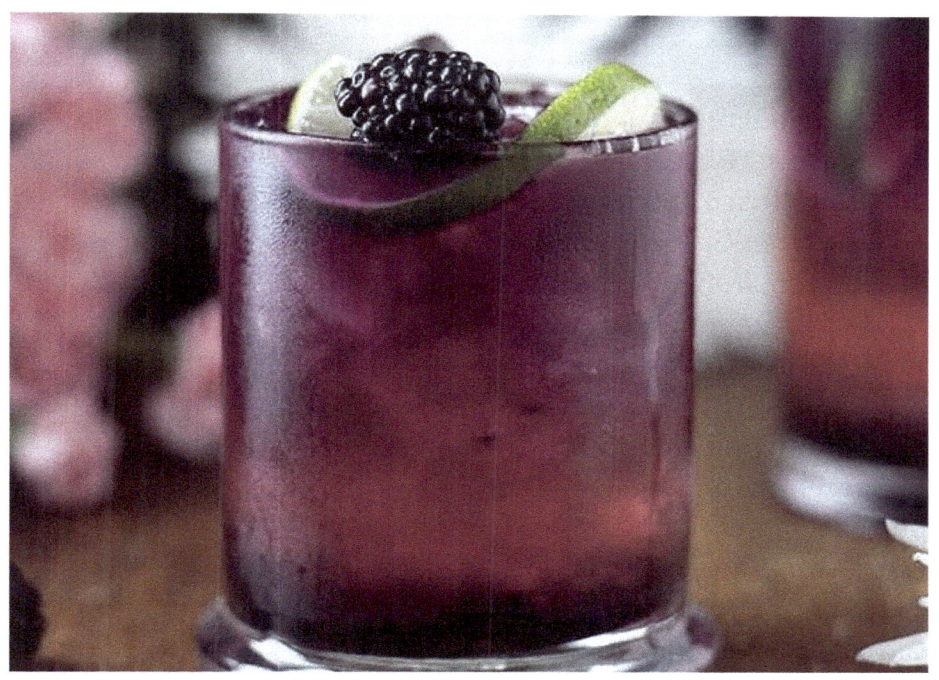

Ergibt: 1 Mocktail

ZUTATEN:
- 3 Brombeeren
- 5 Spritzer Hella Bitters Smoked Chili Bitters
- ½ Unze frisch gepresster Limettensaft
- 4–6 Unzen Grapefruitlimonade
- 1 Unze Spirulina-Tee, abgekühlt

ANWEISUNGEN:
a) In einem Glas mit starkem Boden Brombeeren zerstoßen. Bitterstoffe und einen Spritzer Limettensaft hinzufügen.
b) Beeren und Bitterstoffe mit einer Schicht zerstoßenem Eis belegen. Dadurch wird verhindert, dass die Beerenkerne im Getränk herumschwimmen.
c) Füllen Sie das Glas mit Eis und füllen Sie es mit gekühlter Grapefruitlimonade auf.
d) Fügen Sie nach Wunsch eine Unze gekühltes Spirulina als Farbe hinzu. Mit Limette und Brombeeren garnieren.

84. Spirulina-Kamille-Kefir

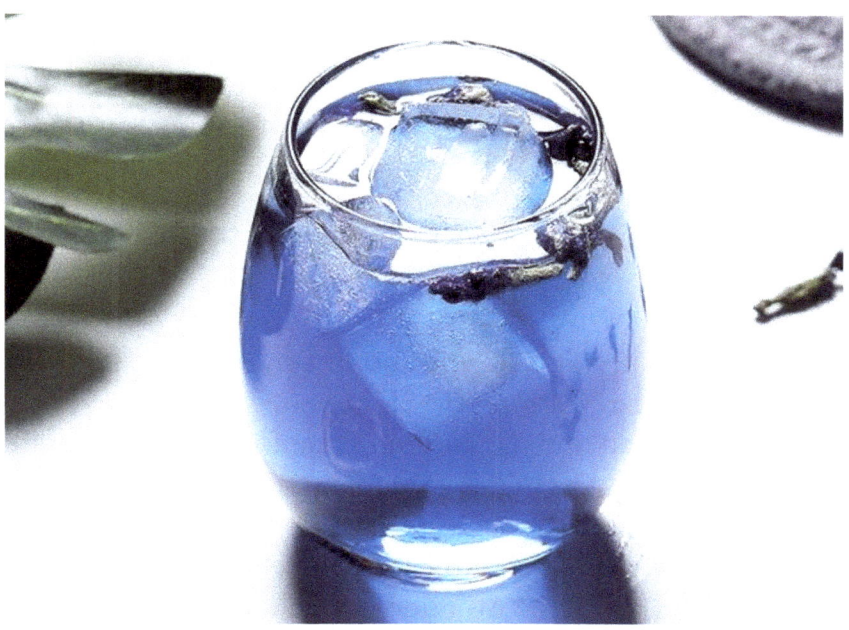

Ergibt: 4 Tassen

ZUTATEN:
- 2 Teelöffel Spirulina-Pulver
- 8 Stück kandierter Ingwer
- 3 Zweige frische Pfefferminze, gequetscht
- 1 Teelöffel getrocknete Kamillenblüten

ANWEISUNGEN:
a) Bereiten Sie den ersten Gär vor und lassen Sie das Glas 24–48 Stunden lang an einem warmen Ort stehen.
b) Die Körner abseihen und die Zutaten zusammen mit dem ersten fermentierten Wasserkefir in die grüne Flasche mit Drehverschluss geben.
c) Verschließen Sie die Flasche mit Drehverschluss und lassen Sie sie für die zweite Gärung 24 Stunden lang an einem warmen Ort stehen.
d) Langsam öffnen, abseihen und genießen!

85. Spirulina- Tee-Latte

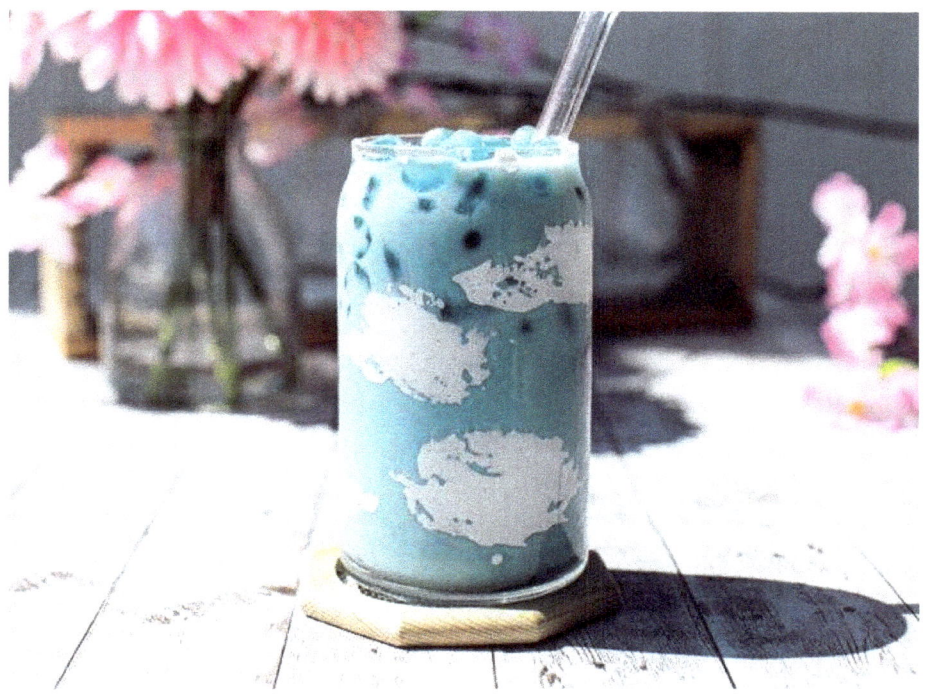

Macht: 4

ZUTATEN:
- 1 Teelöffel blauer Erbsenblütentee
- 8 Unzen Wasser
- ½ Tasse Milch
- 1 Teelöffel Honig

ANWEISUNGEN:
a) Geben Sie lose Teeblätter in ein Teesieb.
b) Gießen Sie eine Tasse heißes Wasser hinein.
c) 5 Minuten ziehen lassen. Überschreiten Sie nicht.
d) Die Milch dämpfen.
e) Gießen Sie das heiße Wasser in eine Tasse.
f) Die Milch darübergießen.
g) Mit einem Schuss Honig bestreuen.

86. Grüner Kokosnuss-Beeren-Smoothie

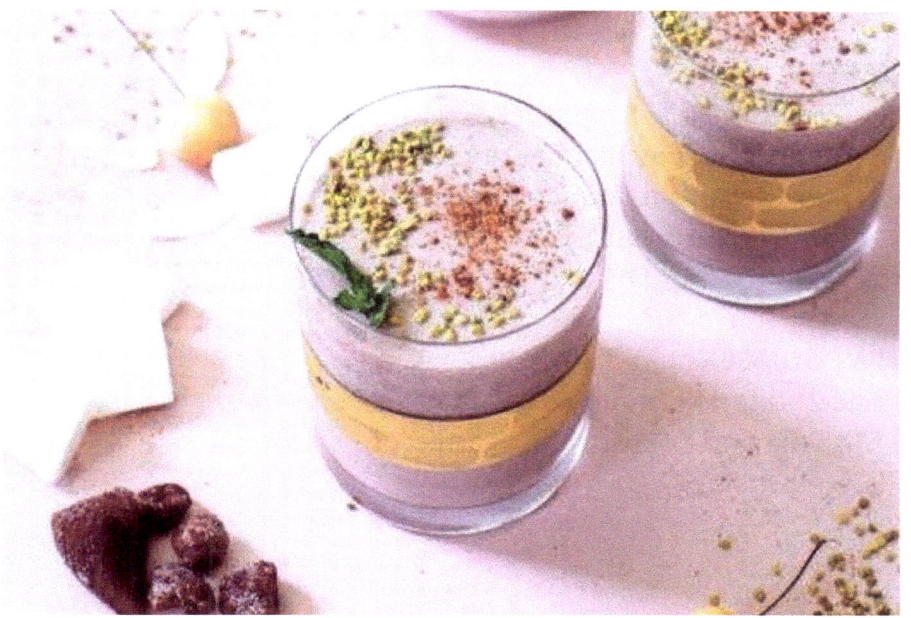

Macht: 2

ZUTATEN:
- 1 Tasse frische Ananasstücke
- 1 Tasse gefrorene Blaubeeren
- 1 Tasse gefrorene Mangostücke
- ½ Tasse Kokoswasser
- ¼ Teelöffel Spirulina-Protein

ANWEISUNGEN:
a) Alle Zutaten hinzufügen und glatt rühren.
b) Mit Chia und Kokosraspeln garnieren.

87. Papaya-Spirulina-Smoothie

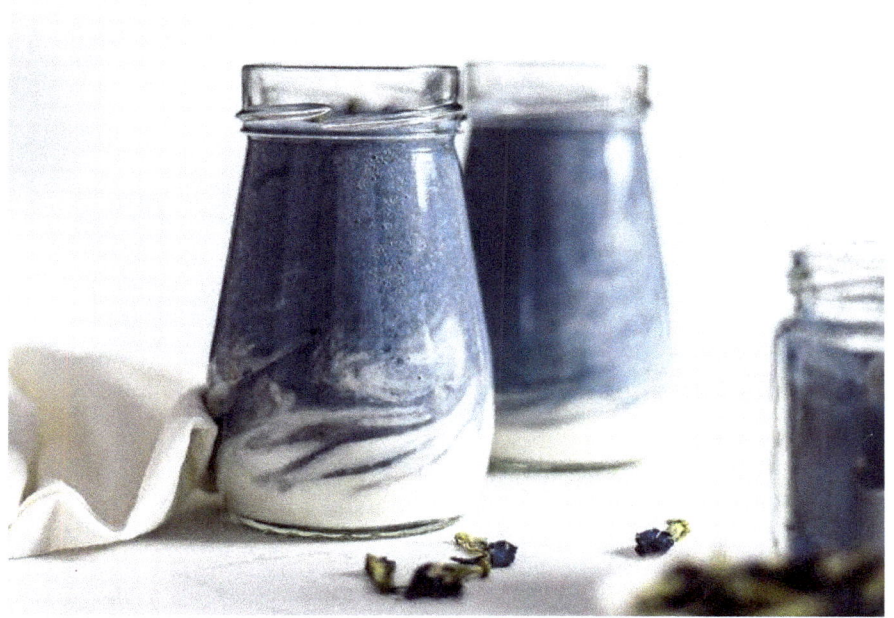

Ergibt: 2 Portionen

ZUTATEN:
- 1 Teelöffel Spirulina-Pulver
- 1 frische Papaya
- 1 Limettensaft
- ½ Teelöffel Zimt
- Eis

ANWEISUNGEN:
c) Alle Zutaten in einem Mixer glatt rühren.
d) Genießen!

88. Spirulina- Avocado-Smoothie

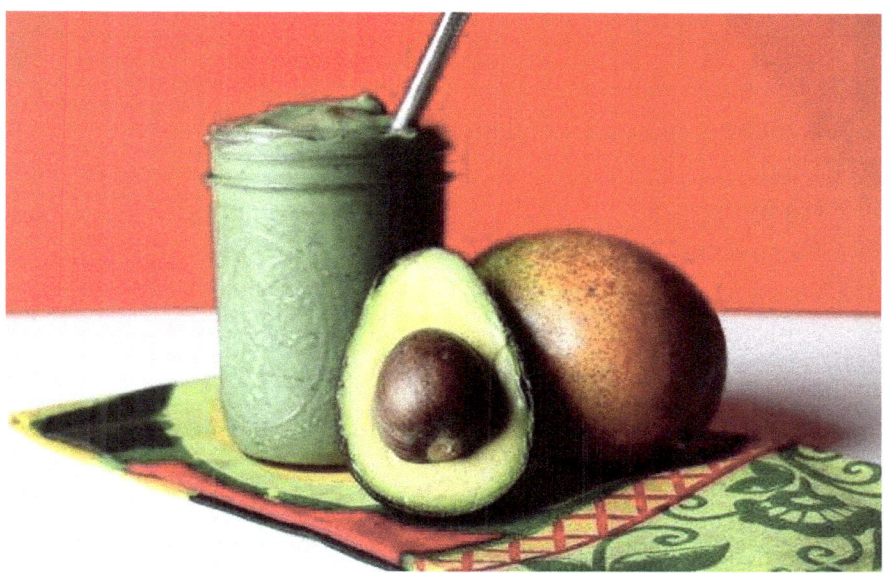

Macht: 3

ZUTATEN:
- ½ Avocado, geschält und gewürfelt
- ⅓ Gurke
- 2 Tassen Spinat
- 1 Tasse Kokosmilch
- 1 Tasse Mandelmilch
- 1 Teelöffel Spirulina-Pulver
- ½ Limettensaft
- ½ Messlöffel Vanille-Proteinpulver
- ½ Teelöffel Chiasamen

ANWEISUNGEN:
a) Avocadofleisch mit Gurke und den restlichen Zutaten in einem Mixer glatt rühren.
b) Aufschlag.

89. Lauch Spirulina S Moothie

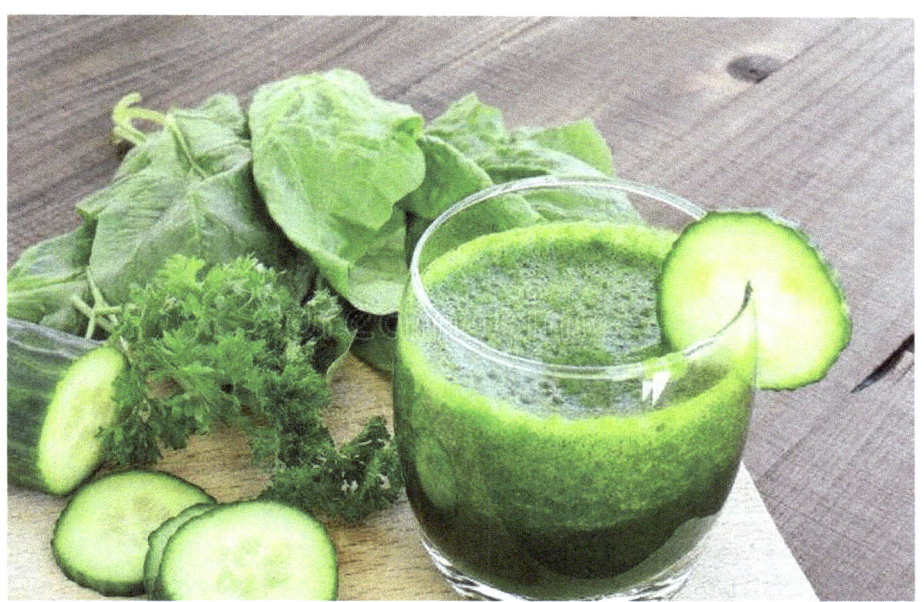

Macht: 2

ZUTATEN:
- 1 Tasse Brokkoli
- 2 Esslöffel Cashewbutter
- 2 Lauch
- 2 Gurken
- 1 Limette
- ½ Tasse Salat
- ½ Tasse Blattsalat
- 1 Esslöffel Spirulina
- 1 Tasse zerstoßenes Eis

ANWEISUNGEN:
a) In einen Mixer geben .
b) Servieren .

90. Kakao -Spirulina- Smoothie

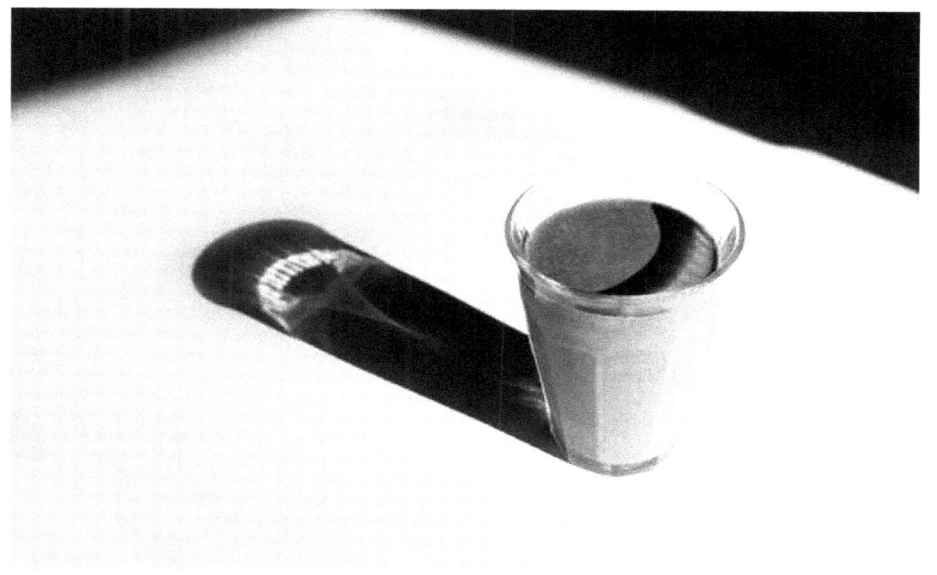

Macht: 2

ZUTATEN:
- 2 Tassen Spinat
- 1 Tasse Blaubeeren, gefroren
- 1 Esslöffel dunkles Kakaopulver
- ½ Tasse ungesüßte Mandelmilch
- ½ Tasse zerstoßenes Eis
- 1 Teelöffel Honig
- 1 Esslöffel Spirulina-Pulver

ANWEISUNGEN:
a) Im Mixer vermischen
b) Aufschlag

91. Spirulina- Shake

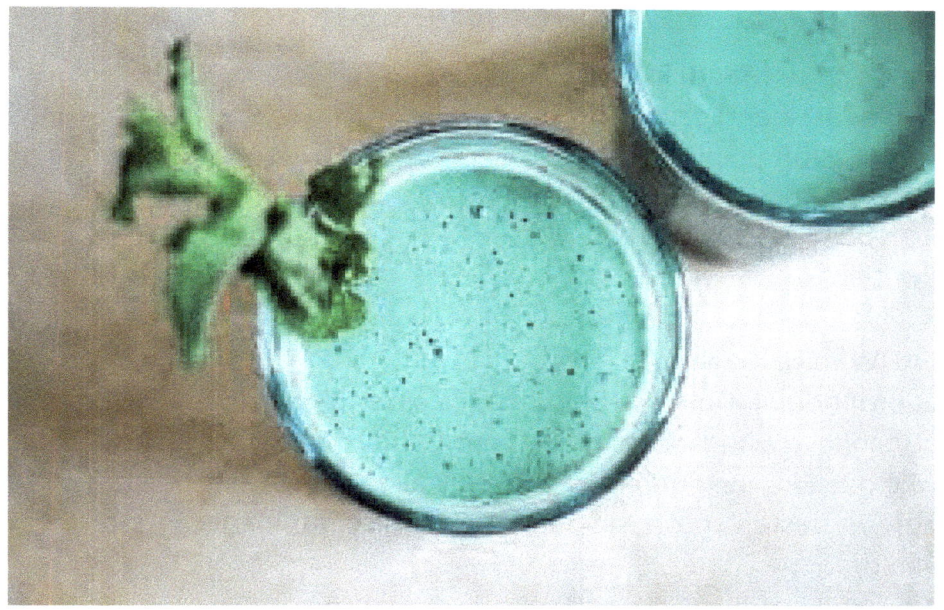

Ergibt: 4 Portionen

ZUTATEN:
- ¾ Tasse Mandeln
- ¾ Tasse entkernte Datteln
- 1 Esslöffel Spirulina
- 3 Tassen gefiltertes Wasser
- ½ Teelöffel Maca-Pulver
- 1 Tasse Eis

ANWEISUNGEN:
a) Mandeln, Datteln, Spirulina, Wasser, Maca und Eis in Ihrem Hochgeschwindigkeitsmixer vermischen und glatt rühren. Fügen Sie das Eis hinzu und mixen Sie, bis alles gut vermischt ist.

b) Am besten sofort servieren, im Kühlschrank aber mehrere Tage haltbar.

92. Spirulina und Ingwer Smoothies

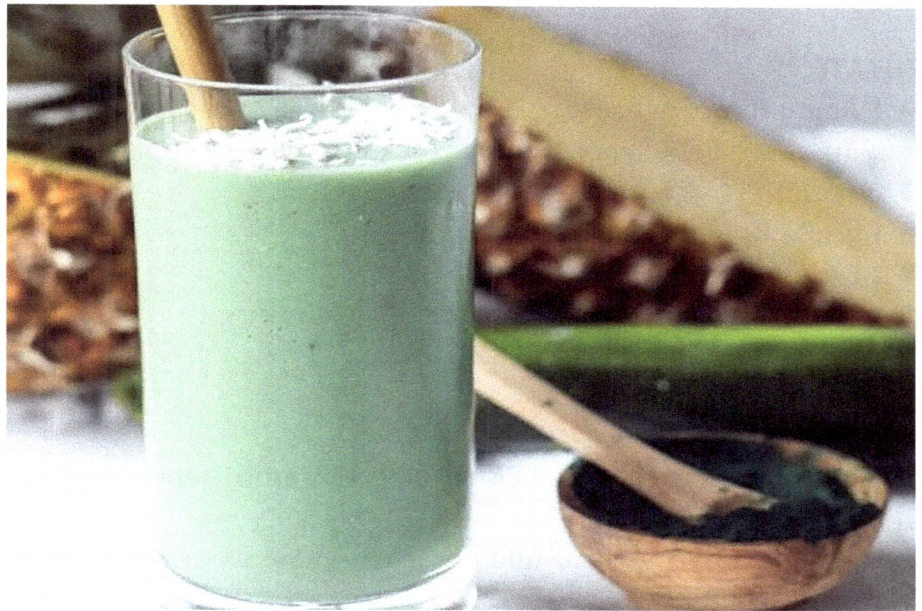

Macht: 2

ZUTATEN:
- 1 Anjou-Birne, gehackt
- ¼ Tasse weiße Rosinen oder getrocknete Maulbeeren
- 1 Teelöffel frisch gehackte Ingwerwurzel
- 1 große Handvoll gehackter Römersalat
- 1 Esslöffel Hanfsamen
- 1 Tasse ungesüßter Spirulina-Tee, abgekühlt
- 7 bis 9 Eiswürfel

ANWEISUNGEN:
a) Alle Zutaten außer dem Eis in einen Vitamix geben und glatt und cremig verarbeiten.
b) Fügen Sie das Eis hinzu und verarbeiten Sie es erneut. Gekühlt trinken.

93. Spirulina- Limette

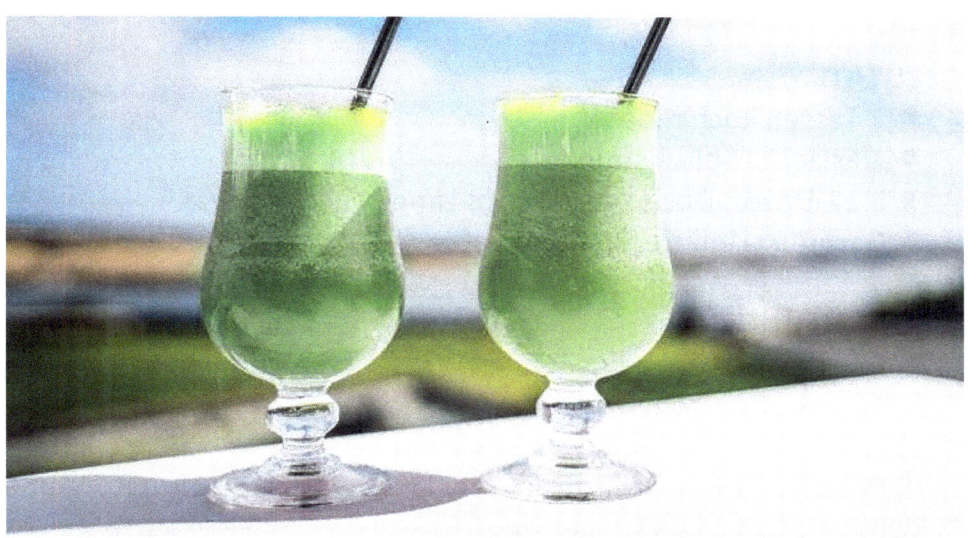

Ergibt: 20 Portionen

ZUTATEN:
- 2 Tassen kochendes Wasser
- 1 Esslöffel Spirulina-Pulver
- 2 12-Unzen-Dosen gefrorenes Limettenkonzentrat
- Garnitur: Limettenspalten

ANWEISUNGEN:
a) In einer Teekanne kochendes Wasser und Spirulina vermischen.
b) 10 Minuten stehen lassen.
c) Lassen Sie den Tee etwas abkühlen.
d) Bereiten Sie in einem großen Krug gefrorene Limette gemäß den Packungsanweisungen zu .
e) Spirulina-Tee einrühren; abdecken und kalt stellen. Mit Limettenschnitzen garnieren.
f) Bewahren Sie den roten Saft aus Gläsern mit Maraschinokirschen auf. Rühren Sie ein wenig davon in den Punsch, die Limonade, das Ginger Ale oder die Milch und erhalten Sie ein süßes rosa Getränk, das Kinder lieben werden.

94. Minz-Schokoladensplitter- Shake

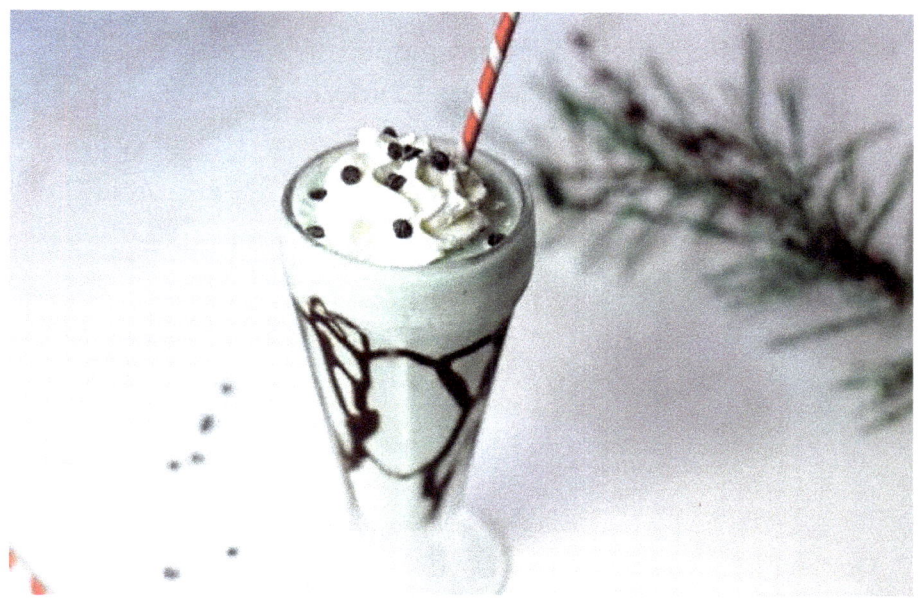

Macht: 2

ZUTATEN:
- 2 Messlöffel Schokoladenproteinpulver
- 12 Unzen Spirulina mit Minzgeschmack
- 1 Esslöffel rohes Kakaopulver
- 1 Esslöffel Kakaonibs
- 3 Eiswürfel

ANWEISUNGEN:
a) Geben Sie alle Zutaten 30–60 Sekunden lang in einen Mixer.

95. Vanille -Spirulina- Avocado- Shake

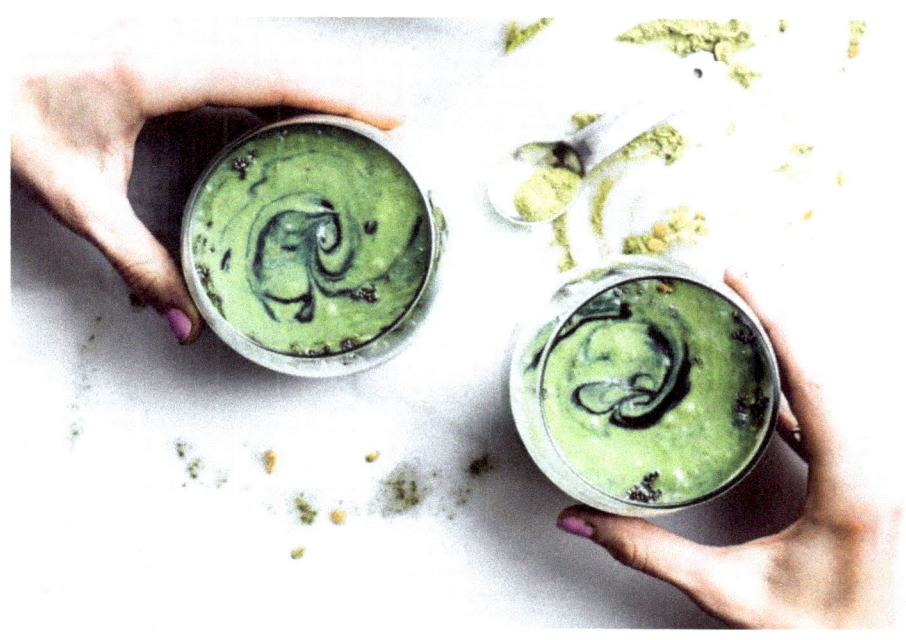

Macht: 2

ZUTATEN:
- 1½ Tassen Mandelmilch
- 2 Messlöffel Vanille-Proteinpulver
- ¼ Teelöffel Vanilleextrakt
- ½ Avocado entkernt und geschält
- 2 Teelöffel Spirulina-Pulver
- 1 Handvoll Spinat

ANWEISUNGEN:
a) Alles glatt rühren.
b) Abschmecken und bei Bedarf Eis oder Zutaten anpassen.

96. Spirulina -Kokos-Frappé

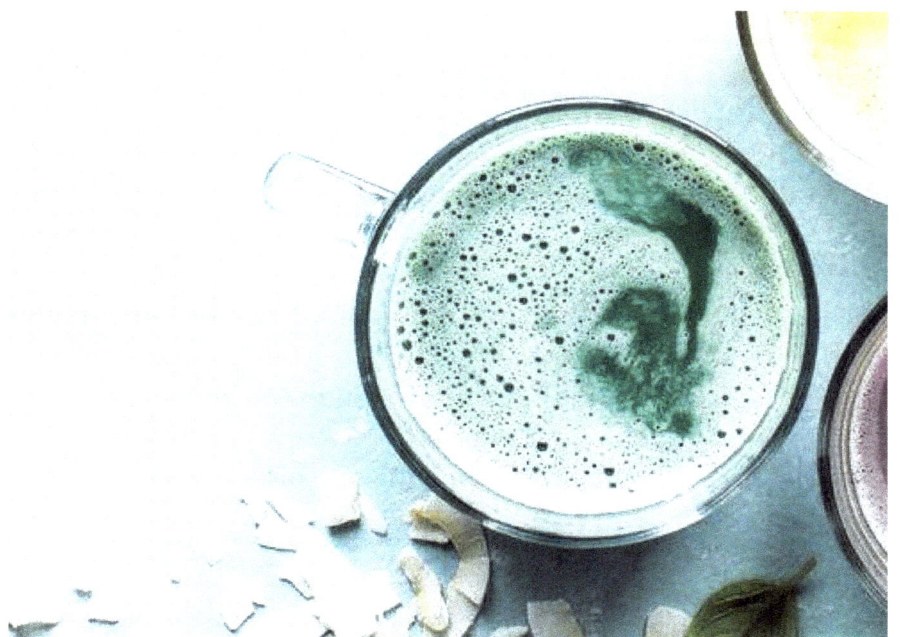

Macht: 2

ZUTATEN:
- Eis + Kokosmilch
- 1 Kugel Joghurt-Frappé
- 1 kleiner Messlöffel Spirulina-Pulver

ANWEISUNGEN:
a) Füllen Sie den Becher bis zum oberen Rand des Bechers mit Eis
b) Milch über das Eis gießen
c) Geben Sie den Inhalt des Bechers in einen Mixbehälter
d) Frappé und Spirulina hinzufügen
e) Den Deckel fest aufsetzen und mixen, bis eine glatte Masse entsteht

97. Spirulina -Erdbeer-Frappé

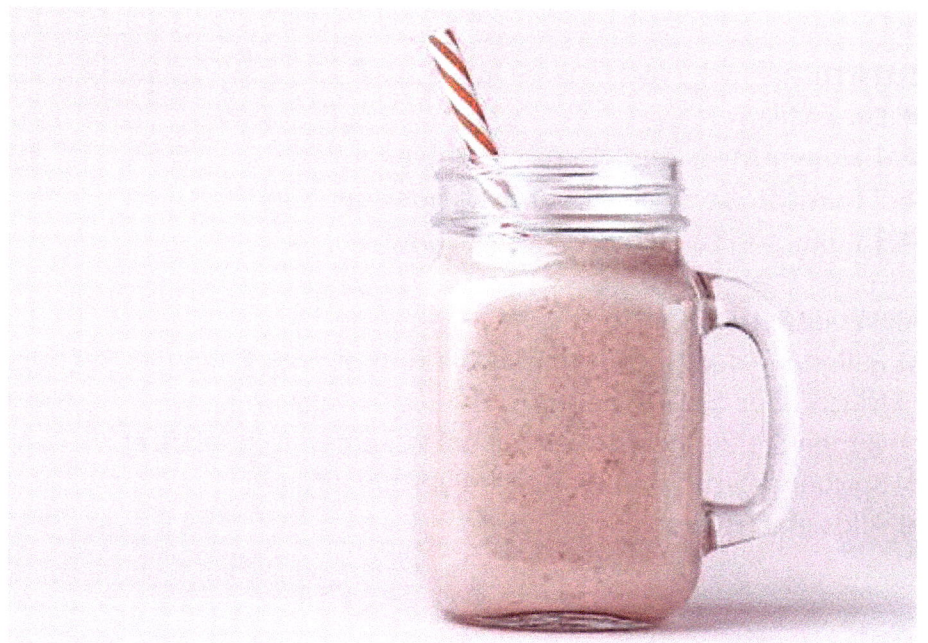

Macht: 2

ZUTATEN:
- Eis + Milch
- 1 kleiner Messlöffel Spirulina-Pulver
- 2 Pumpstöße zuckerfreier Erdbeersirup
- 1 Kugel weißer Schokoladen-Frappé

ANWEISUNGEN:
a) Füllen Sie den Becher mit Eis bis zum oberen Rand des Bechers
b) Milch über das Eis gießen
c) Geben Sie den Inhalt des Bechers in einen Mixbehälter
d) Spirulina, Sirup und Frappe-Pulver hinzufügen
e) Alles glatt rühren

98. Spirulina- Joghurt-Smoothie

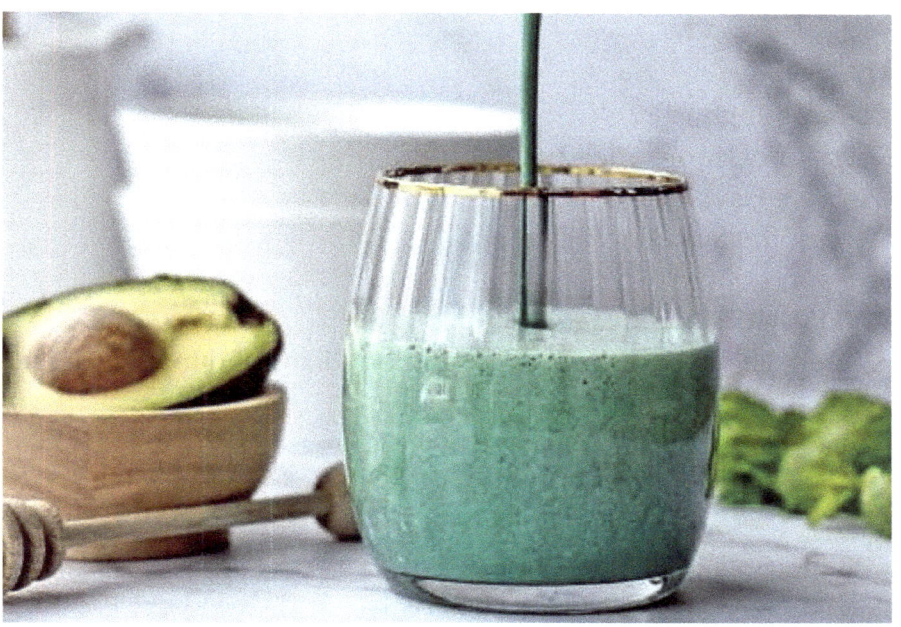

Macht: 2

ZUTATEN:
- ½ Tasse Joghurt
- 2 Esslöffel Honig oder Zucker
- ½ Tasse Eiswürfel
- 1 Teelöffel Spirulina

ANWEISUNGEN:
a) Geben Sie einfach alle Zutaten in den Mixer und mixen Sie sie.

99. Spirulina- Frucht-Smoothie

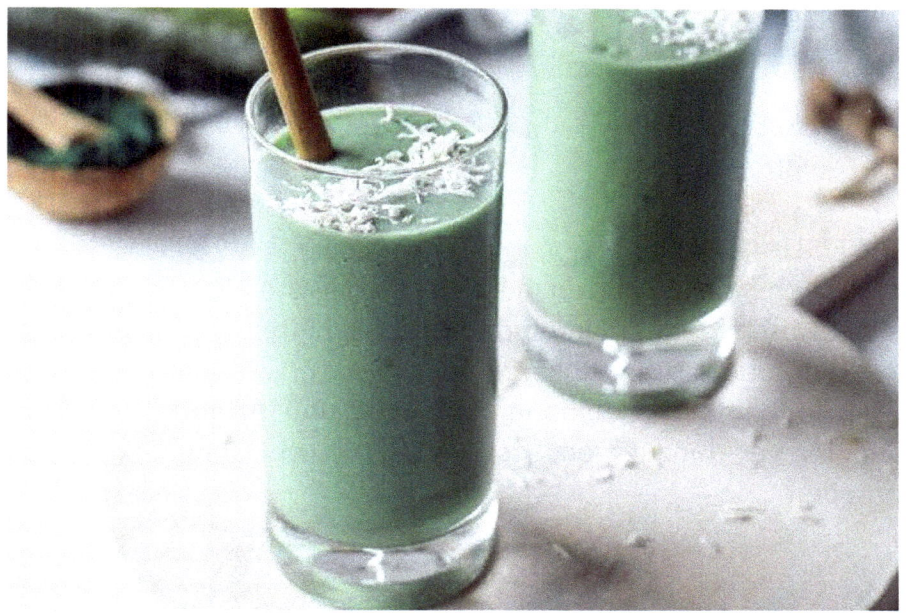

Macht: 2

ZUTATEN:
- ¼ eine Tasse Beeren
- ½ Tasse Joghurt
- ½ Tasse Eiswürfel
- 1 Teelöffel Spirulina

ANWEISUNGEN:
a) Mischen Sie die Zutaten in einem elektrischen Mixer und gießen Sie die Mischung dann in einen hohen Behälter. Am besten direkt nach der Zubereitung trinken.
b) Sie können Kiwis, Bananen, Mangos und Aromen von Minze oder Ingwer hinzufügen, es liegt ganz bei Ihnen und Ihren Vorlieben.

100. Blaugrüne Spirulinamilch

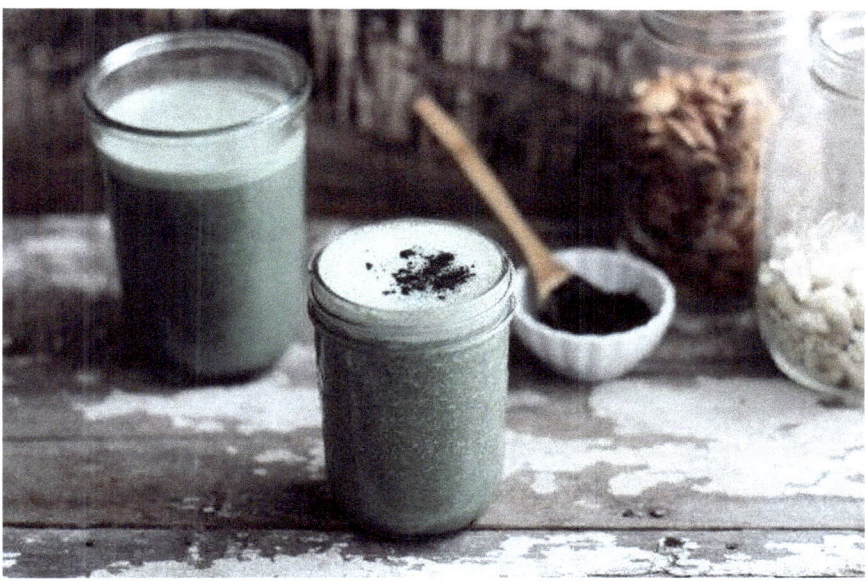

Ergibt: 4 Portionen

ZUTATEN:
- 2 Esslöffel Spirulina, biologisch und pulverisiert
- 2 Tassen gefiltertes Wasser
- ½ Tasse rohe Cashewnüsse
- ½ Tasse rohe Mandeln
- 3 entsteinte Datteln
- ½ Teelöffel Vanilleextrakt
- Prise Meersalz

ANWEISUNGEN:
c) Weichen Sie die Cashewnüsse und Mandeln mindestens 2 Stunden lang im Wasser ein und schütten Sie das Wasser nach dem Einweichen weg.
d) Alle Zutaten in einem Mixer glatt rühren. Vor dem Genießen abkühlen lassen.
e) Im Kühlschrank 2-3 Tage haltbar.

ABSCHLUSS

Das Spirulina-Kochbuch ist ein Muss für jeden, der seine Gesundheit und sein Energieniveau mit der Kraft von Spirulina verbessern möchte. Mit seinen leicht verständlichen Rezepten und umfassenden Informationen zu diesem Superfood hilft Ihnen dieses Kochbuch dabei, das Beste aus dieser nährstoffreichen Zutat in Ihrem täglichen Leben herauszuholen. Egal, ob Sie ein gesundheitsbewusster Koch sind oder einfach nur auf der Suche nach köstlichen neuen Rezepten zum Ausprobieren sind, dieses Kochbuch wird mit Sicherheit zu einem festen Bestandteil Ihrer Küche.

Diese lustigen, farbenfrohen und köstlichen Spirulina-Rezepte sind einfach magisch! Aber Spirulina ist mehr als nur eine unterhaltsame Möglichkeit, Ihren Gerichten visuelle Spannung zu verleihen. Es hat auch eine Menge gesundheitlicher Vorteile. Spirulina steckt voller Nährstoffe, ist entzündungshemmend, kann den Blutdruck senken und vieles mehr.

Nun ist Spirulina allein eher ein erlernter Geschmack. Aber keine Sorge, es ist ziemlich einfach, den Geschmack zu überdecken, und diese Rezepte sind der beste Einstieg in die Spirulina-Zubereitung.

Ingram Content Group UK Ltd.
Milton Keynes UK
UKHW021148220623
423869UK00009B/66